新安孤本醫籍叢刊 第一輯

王鵬／主編

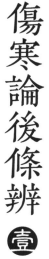

〔清〕程應旄／撰　王旭光／提要

傷寒論後條辨 壹

U0215872

2019年度國家古籍整理出版專項經費資助項目

北京科學技術出版社

圖書在版編目（CIP）數據

傷寒論後條辨：全2冊 / 王鵬主編. — 北京：北京科學技術出版社，2020.1
（新安孤本醫籍叢刊. 第一輯）
ISBN 978-7-5714-0529-8

Ⅰ. ①傷… Ⅱ. ①王… Ⅲ. ①《傷寒論》—研究 Ⅳ. ①R222.29

中國版本圖書館 CIP 數據核字（2019）第229226號

新安孤本醫籍叢刊·第一輯. 傷寒論後條辨

主　　編：王　鵬
策劃編輯：侍　偉　白世敬
責任編輯：侍　偉　白世敬　董桂紅　楊朝暉　劉　雪
責任校對：賈　榮
責任印製：李　茗
出 版 人：曾慶宇
出版發行：北京科學技術出版社
社　　址：北京西直門南大街16號
郵政編碼：100035
電話傳真：0086-10-66135495（總編室）
　　　　　0086-10-66113227（發行部）　　0086-10-66161952（發行部傳真）
電子信箱：bjkj@bjkjpress.com
網　　址：www.bkydw.cn
經　　銷：新華書店
印　　刷：北京捷迅佳彩印刷有限公司
開　　本：787mm×1092mm　1/16
字　　數：453千字
印　　張：89
版　　次：2020年1月第1版
印　　次：2020年1月第1次印刷
ISBN 978－7－5714－0529－8/R·2684

定　　價：1980.00元（全2冊）

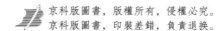

前　言

中醫藥學源遠流長，在其漫長的發展進程中，湧現出大批著名醫家，他們在學術上各領風騷，形成了眾多的醫學流派。不同流派的爭鳴與滲透、交流與融合，促進了中醫藥學術的不斷進步和臨床療效的不斷提高。各家中醫學術流派薪火相承，後浪推前浪，鑄就了中醫藥學發展史上一道道亮麗的風景綫。

九州方隅，風物萬千，醫家臨證各有所長，傳習日久，漸成眾多地域醫學流派。地域醫學流派是對某一特定地域醫家學術特徵的整體概括，凸顯了中醫藥學辨證論治的原則性、多樣性和靈活性。

『天下明醫出新安。』安徽自古物寶文華、人杰地靈，是歷史上名醫輩出的地方，『南新安、北華佗』的原生態傳統醫學文化獨具特色和優勢。源自古徽州的新安醫學，以其鮮明的地域特色、厚重的傳統底蘊、突出的學術成就、深遠的歷史影響，在我國地域醫學流派中獨樹一幟。作爲徽文化五大要素之一的新安醫學，儒醫輩出、世醫不絕，文獻宏富、名著林立，創新發明、學説紛呈，特色鮮明、影響深遠，傳承至今、經久不衰，是公認的綜合性地域醫學流派的典型代表。

傳統在本質上是一種歷史的積澱。富有生命力的傳統文化，從來都不衹是久遠的歷史，她具有

超越時空的思想力量。中醫藥理論上以道御術，實踐中以術弘道，中醫藥的學術理論與實踐經驗，往往通過古代文獻這一載體得以傳承、延續。因此，我們必須重視中醫藥文獻的整理研究和價值挖掘，用前人的成就來啓發我們的智慧。中華人民共和國成立以來，學術界一直十分重視新安醫學文獻的整理與研究，以安徽學者爲核心，聯合國內其他地區學者，針對新安醫學古籍文獻開展了一系列卓有成效的研究工作，在文獻校注整理、醫家醫籍考證、名家學術思想研究等領域，取得了衆多具有代表性的成果，使一批重要的新安醫籍文獻得以整理出版，爲傳承發展新安醫學學術、弘揚優秀傳統文化做出了重要貢獻。但時至今日，仍然有大量重要的新安醫籍未曾經過系統整理和出版，這不能不說是一種遺憾。

爲有效彌補既往古籍整理研究的不足，不斷完善新安醫學醫籍體系，進一步促進對新安醫家學術思想的深入研究，安徽中醫藥大學組建了專門的整理研究團隊，有計劃、分批次地開展新安醫學孤本、珍本醫籍文獻整理工作，并將整理後的新安醫籍叢書命名爲《新安孤本醫籍叢刊》。

《新安孤本醫籍叢刊·第一輯》共選取九種具有重要學術研究和實踐應用價值的新安孤本、珍本文獻，包括中醫理論類文獻一部、傷寒類文獻兩部、本草類文獻兩部、内科類文獻一部、雜著類文獻一部、名家醫案類文獻兩部，以完全保留原貌的形式影印出版，旨在挽救部分瀕臨亡佚的新安孤本、珍本醫籍；同時從作者、成書、版本、主要内容、學術源流及影響等方面爲每部著作撰寫内容提要，充分展現各醫籍的新安醫學特色及其對後世中醫藥學術傳承與發展的影響。

入選《新安孤本醫籍叢刊·第一輯》的文獻各有其學術價值和臨床特色。

《醫説》，十二卷，南宋新安醫家張杲撰，是我國現存最早的筆記體裁醫史傳記著作，也是現存成

書年代最早的一部完整的新安醫籍。國內傳本主要有宋本、明刻本和《四庫全書》本等。其中宋本有二，分別藏於南京圖書館、北京大學圖書館，皆有闕失。宋本之外，刻印最良者當推明代顧定芳本，此本藏者較多，惟安徽中醫藥大學圖書館藏本較諸本多出顧定芳跋文一篇，彌足珍貴。

《醫理》一卷，清代新安醫家余國珮撰，係作者對家傳醫學理法『已驗再驗』之後的全面總結。其將易理及道家觀念與醫學相結合，進一步闡發醫理，并後附醫案百餘種。此書未見刊行，僅存一種清宣統二年（一九一〇）皋邑蔣希原抄本，藏於安徽中醫藥大學圖書館。

《婺源余先生醫案》一卷，清代新安醫家余國珮撰。全書按證類列，每證錄案一至三則，共錄醫案七十四則，多從『潤燥』論治，對辨析燥邪尤有創見，且與《醫理》一書相輔爲證。此書未見刻本，現僅存一種劉祉純抄本，藏於安徽中醫藥大學圖書館。

《傷寒從新》二十卷，清末民初新安醫家王潤基撰。此書彙集歷代研究《傷寒論》名家的學術觀點，折衷傷寒各派，以溫熱補充傷寒，以六經指導溫病，是近代注解《傷寒論》的大成之作。現存一九三二年抄本，係孤本，藏於安徽中醫藥大學圖書館。

《傷寒論後條辨》十五卷（附《讀傷寒論贅餘》一卷），清代新安醫家程應旄撰，係作者汲取方有執及喻嘉言錯簡重訂、綜合整理《傷寒論》條文之長，再行歸類條理，闡發己見而成，是傷寒錯簡重訂派的代表性著作之一。《傷寒論後條辨》版本較少，安徽中醫藥大學圖書館藏式好堂本存有書名頁，且較其他式好堂本多出黃周星序，是現存最佳版本。《讀傷寒論贅餘》刻本僅存式好堂本一種，藏於安徽中醫藥大學圖書館。

《本草綱目易知錄》，八卷，清代新安醫家戴葆元撰。此書以《本草綱目》《本草備要》爲基礎刪補而成，仍分十六部，載藥一千二百零五種，末附全書病證索引《萬方針綫易知錄》，是一部切合臨證實用的綜合性本草文獻。現僅存清光緒十三年（一八八七）婺源思補山房刻本，屬戴葆元私家刻本，藏於安徽中醫藥大學圖書館和江西省圖書館。

《程敬通先生心法歌訣》，一卷，明末清初新安醫家程敬通撰。全書按證分篇（每證下分病證歌訣、方藥歌訣兩部分），概述了五十七種病證之辨證與論治，內容簡明扼要，便於臨床記誦。此書未曾付梓，現僅存一種程六如抄本，藏於安徽中醫藥大學圖書館。

《程六如醫案》，八冊，近現代新安醫家程六如撰。全書包括內科醫案六冊、外科醫案二冊，按時間順序排列，共載醫案九百餘則。每案首記患者之姓、所在之村和開方之日，後詳備病因病機、臨床症狀、治法方藥等，資料完整。此書未曾刊印，僅存抄本，藏於安徽中醫藥大學圖書館。

《山居本草》，六卷，清代新安醫家程履新撰。全書分身部、穀部、菜部、果部、竹木花卉部、水火土金石部六部，將《本草綱目》十六部中除禽獸蟲魚部外的藥物，分別選入六部之中，共載藥一千三百四十三種。該書是一部集養生和用藥經驗於一體的綜合性本草文獻，所輯藥物均是易得易取之品，所載炮製及用藥方法皆簡便易行。此書刻本僅存清康熙三十五年（一六九六）初刻本，藏於上海圖書館。

《新安孤本醫籍叢刊·第一輯》的整理出版工作，在北京科學技術出版社的大力支持下，成功獲批二〇一九年度國家古籍整理出版專項經費資助項目。北京科學技術出版社長期從事中醫藥古籍

的整理出版工作，并將中醫藥古籍作爲重點圖書版塊加以打造，多年來出版了一系列學術水平高、業界影響大的中醫類古籍圖書，積纍了豐富的中醫藥古籍出版經驗，爲本次《新安孤本醫籍叢刊·第一輯》整理出版工作的順利實施提供了強有力的組織和技術保障，確保了本次整理項目的順利開展與按期完成。在此，謹對北京科學技術出版社及參加本項目出版工作的同道們致以衷心的感謝。

新安醫學的當代價值正體現在她實用的、不斷創新的、至今仍造福於民眾的知識體系中，而新安醫學古籍文獻則是這些知識體系的載體，是彌足珍貴的文化遺産。本次影印出版的《新安孤本醫籍叢刊·第一輯》，以具有重要實用價值的新安醫籍孤本、珍本文獻爲整理對象，與臨床實踐密切相關，能够更爲直接地用以指導臨床實踐工作，豐富現有的臨床辨證論治體系，促進中醫醫療水平的提高。

我們衷心地期望，通過本叢刊的出版，能够更有效地保護并展示被廣泛認同、可供交流、原汁原味的新安醫籍珍貴文獻，同時爲弘揚新安醫學學術精華、傳承發展中醫藥事業貢獻一份力量。

編者

二〇一九年十月八日

目　録

新安孤本醫籍叢刊·第一輯

傷寒論後條辨

提要　王旭光

内 容 提 要

《傷寒論後條辨》十五卷，后附《讀傷寒論贅餘》一卷，清程應旄撰，是傷寒錯簡重訂派的代表著作之一。

一、作者與成書經過

程應旄，字郊倩，安徽省休寧縣雷溪村（今屬安徽省黄山市屯溪區屯光鎮）人，約生活於明末清初，具體生卒年不詳。其在少年時曾以第一名的成績考取秀才，之後長達三十餘年未能中舉。一六六八年至一六六九年，其寄寓蘇州，弃儒行醫，撰述醫著，培養弟子。其生平著作有《傷寒論後條辨》十五卷、《讀傷寒論贅餘》一卷、《醫徑句測》二卷。此外還補輯汪機《醫讀》四卷爲七卷，并付諸刊刻，編纂《名醫類編》，不分卷。

明代歙縣方有執撰《傷寒論條辨》，開傷寒錯簡重訂派之先河，之後喻昌撰《尚論篇》倡方有執說，程應旄承其後撰著此書，故書名中有『後』字。一六六九年，程應旄在《醫讀·序》中說：『今余所注仲景《傷寒論後條辯》，業已垂成，倘得繼石山先生書後再與梨棗，則仲景生自季

漢以來，未必不重開一番生面。』① 一六七〇年，書已成就，程應旄遂作序，交付刊刻。一六七一年，書刻成，其門人王式鈺書跋。此即式好堂刻本《傷寒論後條辨》。

關於該書書名，式好堂刻本的書名頁題作『傷寒論後條辯直解』，《傳是樓書目》著録爲『傷寒論條辯』，《醫籍考》述之爲『傷寒論後條辨直解』，致和堂刻本、文明閣刻本的書名頁作『傷寒論後條辨』，人多從之，其遂成爲通行之名。二十世紀二十年代末，《清史稿》行世，《清史稿·藝文志》題此書爲『傷寒論後條辨』。

《傷寒論後條辨》已經刊刻，門人王式鈺處尚存有部分逸稿，遂請求老師程應旄補刻於書中。程應旄將這些逸稿命名爲『讀傷寒論贅餘』，并在一六七二年作序，交付刊刻。《讀傷寒論贅餘》原是附於《傷寒論後條辨》後而行世的，但考慮到《醫籍考》以『《傷寒論贅餘》』爲條目，獨立著録此書，筆者認爲其也應單行於世。

二、版本介紹

《傷寒論後條辨》的版本不多，大致可分爲刻本、影印本、排印本三大類。

其中刻本有康熙年間式好堂刻本，乾隆年間文明閣刻本、致和堂刻本、美錦堂刻本，日本寶永元年（一七〇四）博古堂刻本。

① 見康熙刻本《醫讀》卷前。

式好堂刻本正文半頁九行，行二十字，小字雙行同。白口，左右雙邊，上下單邊，單黑魚尾。

版框橫十三厘米，縱十九點二厘米，無二層樓。版心下方有『式好堂』三字，還有刻工所刻字數，

以計工酬。文明閣刻本爲半頁十行，行二十字，白口，單黑魚尾，四周單邊或左右雙邊，版框有

二層樓，書名頁題刻於乾隆甲子，即一七四四年。版框橫十四點三厘米，縱二十一點四厘米。致

和堂刻本爲半頁十行，行二十字，白口，單黑魚尾，四周單邊或左右雙邊，版框有二層樓，書名

頁題刻於乾隆甲子。對照文明閣刻本與致和堂刻本，可發現兩者的字體、版式相同。美錦堂刻本，

筆者未見到，據日本黑田源次、岡西爲人編著的《中國醫學書目》知，此本半頁十行，行二十字，

版框橫十四厘米，縱二十一點二厘米。日本博古堂刻本半頁九行，行二十字，白口，單黑魚尾，

四周單邊，書末有前田道通跋文。

影印本有兩種。一是上海古籍出版社二〇〇二年版《續修四庫全書》第九百八十六冊影印的

山東省圖書館藏式好堂刻本，但經比對，此影印底本并非式好堂刻本，而有可能是乾隆年間文明

閣刻本、致和堂刻本、美錦堂刻本之一。二是湖南科學技術出版社二〇一四年『中醫古籍珍本集

成』影印式好堂刻本。

排印本有中國中醫藥出版社二〇〇九年版『新安醫學名著叢書』簡體字標點本、江蘇科學技

術出版社二〇一〇年版《續修四庫全書傷寒類醫著集成》簡體字標點本、中國醫藥科技出版社二

〇一二年版『中醫臨證經典奇書』簡體字標點本、中醫古籍出版社二〇一二年版簡體字標點本

（書名爲『傷寒論後條辨整理與研究』）。

安徽中醫藥大學圖書館藏式好堂刻本是現今最佳版本。此本存有書名頁，且較其他藏書單位的式好堂本多黃周星序，但書前的胡文學序有殘闕，卷之二闕一筒頁，卷之四闕一整行，是美中不足之處。根據第一册封底的售書標價簽，知此本應是二十世紀五十年代購於中國書店，購入價爲十六元。

《讀傷寒論贅餘》有刻本與排印本兩類。其中刻本僅有式好堂刻本一種，且僅安徽中醫藥大學圖書館有收藏。遺憾的是，此刻本并非全璧，現存有四十九頁，估計所闕者不多，爲一到二頁。排印本有中國中醫藥出版社二〇〇九年版『新安醫學名著叢書』簡體字標點本、江蘇科學技術出版社二〇一〇年版《續修四庫全書傷寒類醫著集成》簡體字標點本、中國醫藥科技出版社二〇一一年版『中醫臨證經典奇書』簡體字標點本。

此本版式與《傷寒論後條辨》相同。此刻本與排印本兩類。

三、基本内容與構成

式好堂初刻本有胡文學、李壯、黃周星、程應旄所作之序，以及王式鈺所作之跋。正文分禮、樂、射、御、書、數六集。其中禮集不入卷，内含張仲景自序、辨傷寒論五篇、王叔和序例辨僞。樂、射、御、書、數五集分爲十五卷，樂集爲卷一辨脉法、卷二平脉法、卷三辨痙濕暍脉證；射集爲卷四和卷五辨太陽病脉證；御集爲卷六辨太陽病脉證、卷七和卷八辨陽明病脉證、書集爲卷十九辨少陽病脉證、卷十辨太陰病脉證、卷十一辨少陰病脉證、卷十二辨厥陰病脉證；數集爲卷十三霍亂、陰陽易、差後勞復病，卷十四諸可諸不可，卷十五一百一十三方。書末附有《傷寒論

六

原本編次、《傷寒論條辨》編次、《尚論篇》編次，便於讀者參考。

四、學術價值

程應旄主張『仲景名論，雖曰傷寒，實是法之總源也』，『故論字斷不可以曰編曰書曰集等字代之，曰編曰書曰集云者，乃經驗之方書，無論《丹溪心法》等類爲方書，即仲景之《金匱要略》亦方書』。全書『條其所條，辨其所辨』，議論透徹，引證翔實，但枝節文字似乎較多，某些言辭似較偏激。

盡管如此，喜愛此書的人仍然很多，此書在乾隆年間有三家書坊再版，《醫宗金鑒》亦多加引用。學術界對此書評價既有肯定，也有否定。汪琥以爲書中『閑話太多，攀引經史百家之書及歌曲笑談，無所不至，絕無緊要，何异痴人說夢邪？恐注書者無是體也。至其每條承上起下，注釋入理之處，非淺學所能企及，不可因其短而弃其所長也』①。陳修園說程應旄『喜讀書，神悟過人，但變更仲景原文，以爲注疏，未免聰明誤用。而少陽、太陰等篇尤多葛藤，不可爲法』，他在《傷寒論淺注》中錄入程應旄注釋張仲景《傷寒論序》的全篇文字，感慨『若使全部中盡如此注之純，則仲景必許爲賢弟子，後學者可奉爲大宗師矣』②。

安徽中醫藥大學　王旭光

① 見上海衛生出版社一九五八年影印本《傷寒論辯證廣注》一五頁。

② 見中國中醫藥出版社「明清名醫全書大成」一九九九年版《陳修園醫學全書》三七二頁。

新安程郊倩先生著

傷寒論後條辯直解

附

編

方有執條辯

王叔和本論目次

喻嘉言尚論

此書另具靈心慧眼爲仲景闡發鴻濛。
誠傷寒論第一部註。奈童騰貨珍惜。印
眼。兩枕秘普作企艱葬人壽世功施與
爲商文共欣翻刻必定同人謹誌

式好堂藏板

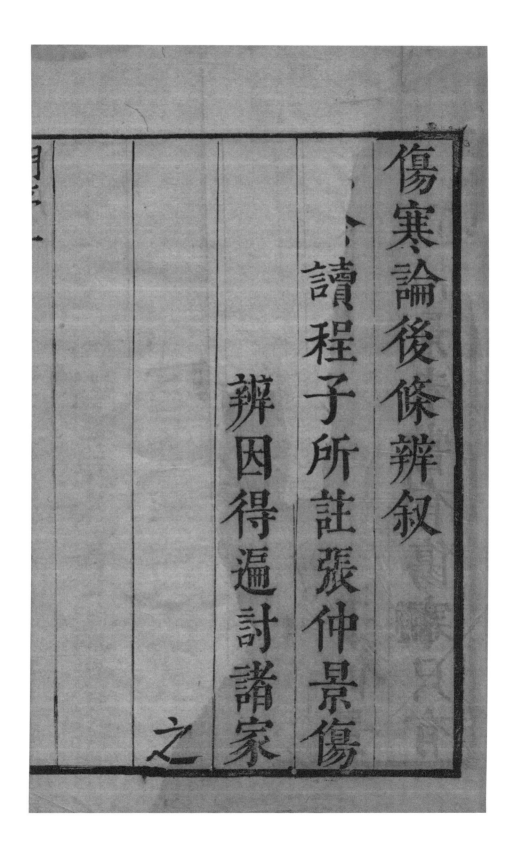

傷寒論後條辨叙

　讀程子所註張仲景傷

　　辨因得遍討諸家

之

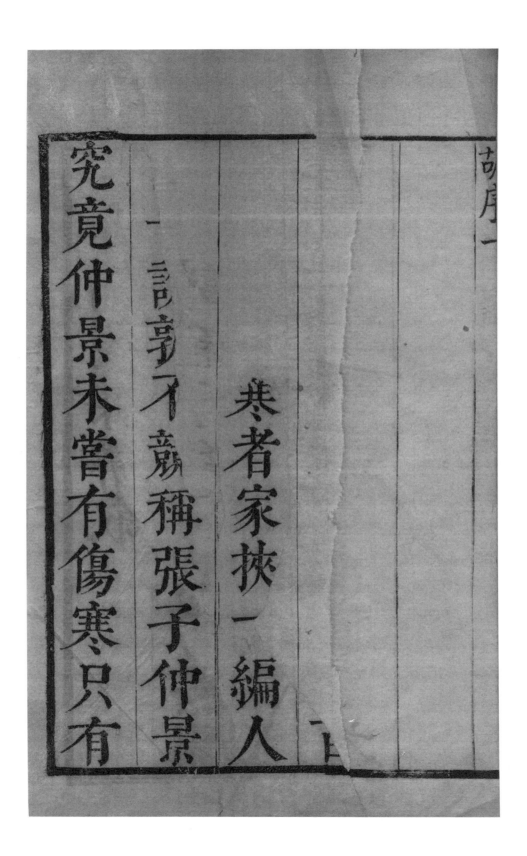

胡序一

共者家挾一編人上

一言亭不竟稱張子仲景

究竟仲景未嘗有傷寒只有

一部傷寒論益古人著書有

曰者意在字面

摛義類有從斷制

曰旨在字面上反題

曰仲景之有論益從

古序二

而且亂之傷寒闕然

之案而泰稽得失

筆削成一部斷制

論六經一仍眾

人特各冠以辨字正示人六

經之難分甚於六經之難混

表裏府藏互根互換要在辨

處契及精微不在辨處徒列

部署也仲景書之大旨大法

如此則論字是綱辨字爲目

胡字之

豈非仲景全部書之指南哉

奈何世人不識字法以仲景

一部斷制體之傷寒論紊成

一部叙述體之傷寒宜乎刻

意鈎索於傷寒字逾合者於

仲景之論字逾離於六經字

逾貼者於仲景之辨字逾畔

仲景書之懸國門者逾多仲

景書之埋石室者永錮矣譬

巳成劫誰能起仲景以三寸

不律寫舉世撥轉瞳人不意
天不藏珍特授程子以神領
雙眸烱烱寫仲景射出光明
藏來使全部書之精神意旨
盡向隻字中翻現得其言矣

而又得其意而併其所以進
於此者而得之旁見側出橫
說豎說無不曲暢旁通搜盡
法中之法方知仲景之六經
不是呆六經離抱廻環有十

六輯共出一軸之巧有十二
律旋相爲宮之妙神奇變化
備矣而一切矜愼之思訓誡
之旨防維砥救之法煥而且
凜自此而仲景書方爲仲景

一部鬼哭書魑魅魍魎不書

現也方爲仲景一部雨珠雨

粟書水火金木土穀唯修民

生永利賴也則自有靈樞素

問以來得推仲景爲法之祖

景一論字六經上上面替及仲
同誠不於傷寒下面替及仲
知醫然天下心同理同而眼
程子爲註之祖也可余雖不
者而自有傷寒論以來應推

景一辨字千年晦蝕之商彝
周鼎突如芙蓉出匣人人目
中各獲其所無而人人意中
各獲其所有得此打破千百
年來之關頭掃去千百年來

辨始他家支辭補綴死在傷
字內看出實從程子之後條
微變化難極者得於論字辨
余讀仲景書於所謂玄冥幽
之醫障誰復河漢余言者蓋

寒句讀下無非以叔和王氏

爲稗謀而討論修飾潤色得

來便各成自家一部傷寒矣

方不識仲景之論字爲何字

又安能註仲景傷寒論之書

寫何書哉

甬上年家爭胡文學拜撰

序

余於己酉春仲重來吳門或謂

此中山川沃衍向所未遑寓目

者茲可逍遙登覽也余性不嗜

此曰惟闔戶與古先聖賢晤對

得意也之意而居恆上下古今
心手曰三者了了洞中底裏溪
間以疾就診於友人王子翔千
縱談不休否則置之不復道也
於簡策之內有同心者至相與

都非尋章摘句者可及余每歎

所未聞以為不讀異書必遇異

人也詢厥淵源葢趨庭之餘久

受業於郊倩程八公云因道八行

諮甚悉持所為醫徑句測相餉

余讀其書思見其人而更聞其
傷寒論後條辯之將出而醒世
之逃也未幾王子以前卷數十
葉見示則揭仲景之本旨闢叔
和之偽例即從傷寒論論字上

辯起其要歸括於四言曰仲景

非是敎人依吾論去醫傷寒乃

是敎人依吾論去辯傷寒非單

單敎人從傷寒上去辯乃敎人

合雜病上去辯也而筆底瀾翻

渴欲聆其聲欬公時出應四方

洿暑之對涼風旣巳習其文字

愈抑鬱愁悶之時讀之時讀之爽快如

時讀之躍然起病時讀之脫然

如江河之浩浩而莫可砥竭倦

之請久之始得親炙焉齒尊貌
古相接纏數言而思潑指遠令
人味之不盡且蕭然四壁牀書
連屋雖結廬人境不啻桃源溪
際玉子誠服皈依一而稱道弗絕

四

有以也夫竊喜因我良友獲交

高賢吳門此來所得艮多弟憾

不握手於十年前一浣刀筆之

塵耳會剞劂告竣王子屬爲之

序余不文無能爲役而居今稽

古志意契合不可辭也敬題數

語附名不朽至於此書有功於

前賢有裨於天下後世則諸名

公贈章詳哉言之余可無贅矣

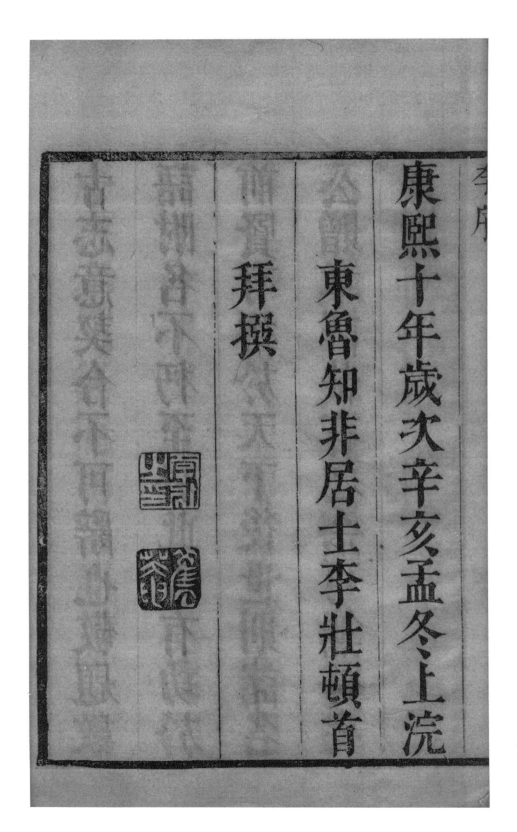

康熙十年歲次辛亥孟冬上浣

東魯知非居士李壯頓首

拜撰

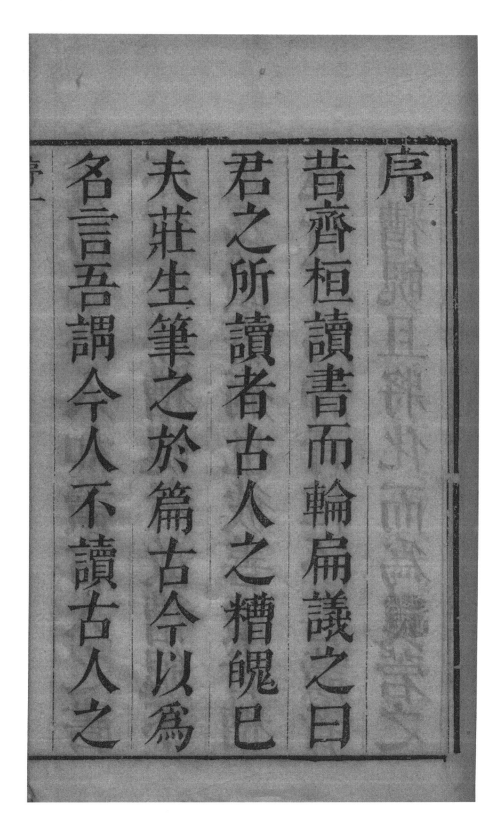

序

昔齊桓讀書而輪扁議之曰
君之所讀者古人之糟魄巳
夫莊生筆之於篇古今以為
名言吾謂今人不讀古人之

書則已今人如讀古人之書

亦何一非糟粕者故糟粕不

足為讀書病也彼善讀者糟

粕皆可為神奇惟不善讀者

則糟粕且將化而為莨菪之

膏野葛之乳其爲害斯不可

勝言矣凡書且然而況醫學

乎醫家之有張長沙號爲醫

中亞聖其所著傷寒論一書

洵可炳日星而壽金石而王

叔和氏乃為序例以亂之致

令治傷寒者失去俎豆其為

苗莠朱紫吾亦無緣淡知但

變論為例一似教人執此法

以治傷寒者然抑思辨論與

定論不同如論可為例彼絕
交論豈敎人絕交朋黨論豈
敎人朋黨者耶相傳千百年
來未有悟其非者而程子郯
儒始奮然起而為之辨疏瀹

決排弗遺餘力眞不啻子與

之距楊墨昌黎之闢佛老郊

倩豈有私憾於叔和而故爲

是深文巧詆哉蓋一則慭前

賢之正義失傳一則慭後世

之踵誤不已郢書燕說膠柱

剝舟禍為世之莨莠野葛者

不淺故郊倩之諄諄致辨郊

倩之大不得已也自此書出

而南陽之光曜長新高平之

塵霾頓掃矣其間辨釋詳允

絛理秩然於本論中為南陽

點出字中之眼傳及句外之

神一空成氏而下諸家承訛

襲舛之弊闢太雷同重開生

面其不朽於傷寒深心此道
者或自得之而吾尤愛其文
情鴻恣筆陣雄奇不獨可稱
醫壘之元戎抑可推詞壇之
宿將只讀其首論篇中反覆

數萬言長江大河千峰萬壑
無一不具而行文更長於設
喻上之貫串經史百家而下
之亦不遺於稗官雜劇毎一
稱引罔不奇妙絶倫令人欲

笑欲舞此雖杏林之秘笈實

即芸案之快書也蓋郊倩曩

為名諸生噪聲蓻苑有年屢

試棘闈不售乃退而研精鑒

學至今寄跡市廛匡坐片席

古今文字之最奇快者無如

紙雲煙揮亳珠玉耶吾嘗愛

於醫理獨揆驪龍而復能落

眞讀書續學之士也何怪其

曰對塵几破硯著述不休此

王仲任之論衡呂東萊之博

議謂其愁可以當酒病可以

當藥今得郊倩是編其奇快

正復不減濡墨染筆一皆上

池之水金壺之液又豈子雲

之反離騷柳州之非國語徒

以辨駁見長巳者語云儒變

醫萊變蠱藉盡得此種書救

及高平而下之爲莨菪野葛

者知蠱在南陽瓷中自可九

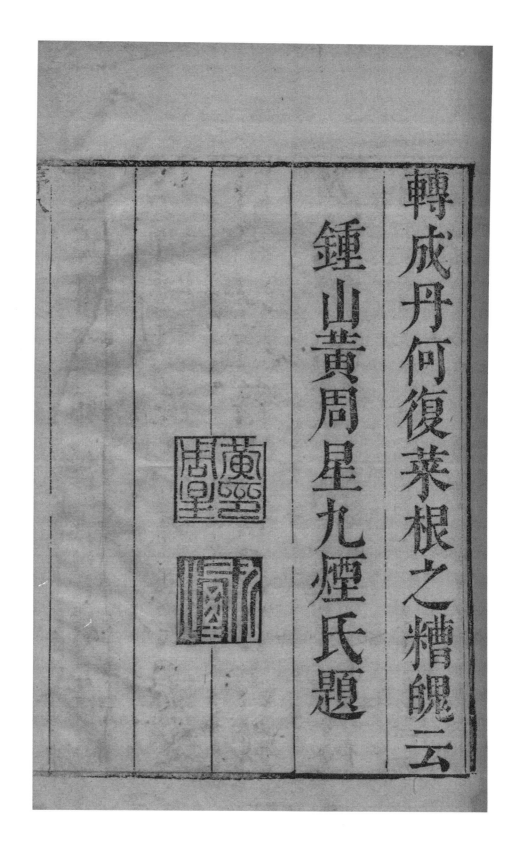

轉成丹何復菜根之糟粕云

鍾山黃周星九煙氏題

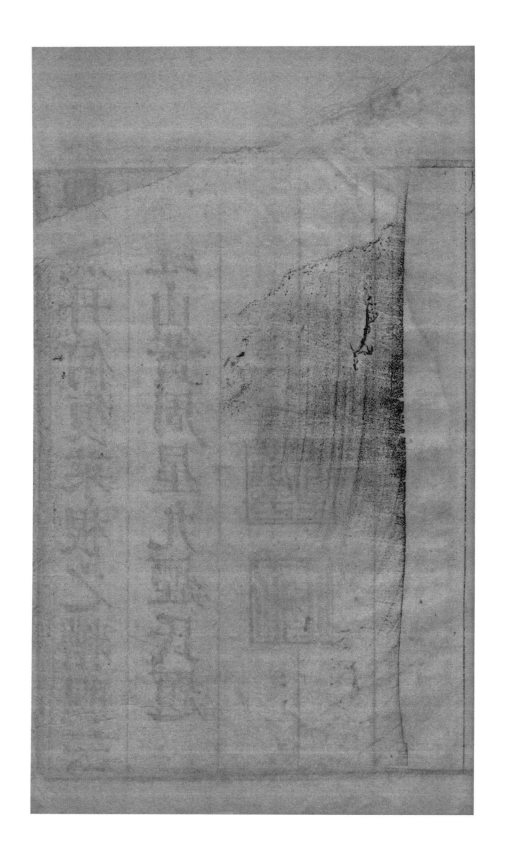

吉序

條辨非余昉也。齐非余者吳。一繡原本业

銓次而綜理业。則始于方齐辙。再踵齐辙

业綜理而觉明业。則繼以喻嘉言。余业名

條辨者。一仍旆人业所仍。窺公业之謂也。

而余之名後條辨者不仍齐人业所仍。未

自序

嘗竊以為調也。其竊以為者，以為波既

條其所條。舞其所辯，則余亦爾條其所條。

舞其所舞。舞其所辯出所不為僭其未嘗竊

此出者，以為余百條余所條。舞余所辯，非

復條波出條。舞波出舞。條出辯出所不為

劌兆僭兆劌而謂余出所條。餽伸景出條。

余之所辨。皆仲景之辨。其誰欺。非僭非剿

而並非欺。而余仍復條其所條。辨其所辨。

者。則以仲景嘗許我以條其所條。辨其所

辨。其許我以條其所條。辨其所

辨者何。蓋仲景固嘗言矣。曰若能尋余所

集。思過半矣。集之爲言。非論中之神明樞

奥也。神明椎奥、自着枉思字上。其所集也

論中之篇章次第也。篇章已經仲景次第

所復叅待于尋者何也。篇章中有變化。則

次第處分撰稷。故彼此叅差。前後錯亂。使

並此專門傷寒者。欲吟我一成此跡處分

所。乘所可分。欲吟我已猒此軌虚類證乘

證可類空空一個六經而同條共貫斷章
處翻齊氣脉于邈隔部中無不神理可接。
其間迴旋映帶出奇宛轉相生出妙俱在
所集中俱在所集外篇章固出于死篇章則
次第自兆保次第若能於此等出則不特
浮其粗如瓏璇圖出于以縱橫往还成條

自序

成理。廼奇窟諸庸。微藏之顯。凡昔煉之比
事屬詞而斷例。大易之抽爻配卦而定占。
與夫翰銓家之出奇握勝。示人以陰陽闔
押之略。奇道中之避凶趨旺。啓人以生傷
景杜之門。省之諸此。以此悟仲景之傷寒
論。非仲景傷寒內。分之一部拘牽文義之

書、要人本尋章摘句、廷仲景傷寒雜病內、

合成一部環應無方出書、要人本溫故起

新也。余是以得條其所條、而妄謂仲景許

我以所條、無其所無、而妄謂仲景許我以

所辯。至於微言絕而或未絕。大義垂而或

未垂、是非繆于古人、而或不謬于古人、則

自有已。

余于仲景出論。另有舞柱。而於林和此例。

另有既柱。此亦苦于一人心量出窍。眼量

此短。謹以省字添讀古人書。盡從仲景此

論字辨字上讀。而得出于心筆出于手。以

求免失罷聽塗說者出自棄云尓。曠觀天

下。其心量眼量。相倍蓰于百億萬。伶余一

心者夫復何限以天下乘盡藏之慧智宣

裝仲景乘盡藏之蘊妙何妨人二胸中各

出一部傷寒論妙義既生陳言自泯自此

所有起我者安知不余心所大咻齊罪我

者安起不余心所大喜余又何必救救焉

珠玉其言子爭異救救焉糠秕其言於前

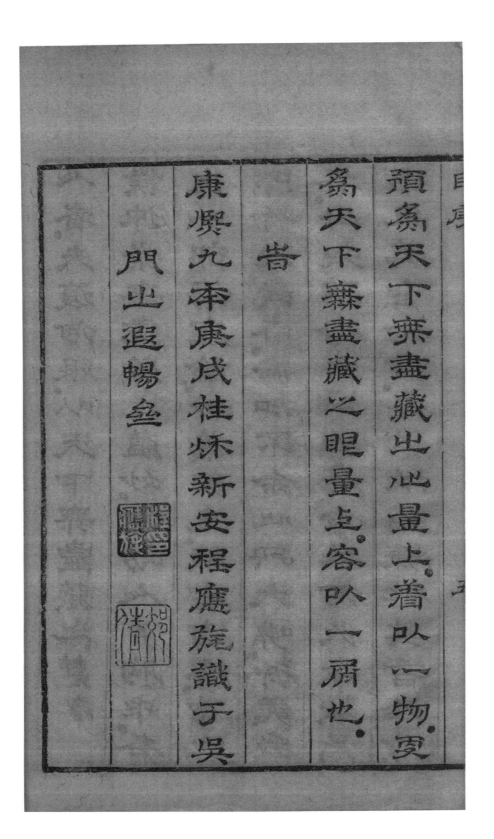

預為天下乘盡藏出之量上著以一物·夷

為天下乘盡藏之眼量上密以一屏也·

皆

康熙九年庚戌桂秌新安程應旄識于吳

門止囂暢盦

傷寒論後條辨跋

儒與醫不必同其業要未有不通經而可稱為儒者
則亦未有不通經而可稱為醫者儒之經曰易書詩
禮春秋醫之經曰靈樞素問二者之書皆淵深瀚博
未易窺其涯岸以此求儒世無幾儒則以此求醫世
無幾醫矣是以後聖有為之輔翊者焉為輔翊易書詩
禮春秋者孔子之論語是也輔翊靈樞素問者仲景
之傷寒論是也反淵深顯淺歸瀚博于簡夷使六
經之神猷鉅典人人可循靈樞素問之微言奧義病

病可按此之謂輔翊儒不讀孔子之論語而曰吾能

淹貫乎易書詩禮春秋勢必妄行及易書詩禮春秋

此亂儒也鑿不讀仲景之傷寒論而曰吾能淹貫乎

靈樞素問勢必妄施及靈樞素問此亂醫也不以規

矩不能成方圓不以六律不能正五音論語者六經

之規矩而傷寒論者內經之六律也今世縱之通儒

狀而有不讀孔子之論語者必無其人焉問今之鑿

其能讀仲景之傷寒論者幾人哉不讀仲景傷寒論

而偏會讀內經剽竊窺愈深背違愈甚以今世之傷寒

言之一篇素問熱病論何人不從頭直寫到底自家
縱不會寫卻有王叔和之傷寒例可以對本無差試
勘以仲景之傷寒論語語遵經語語叛經耳此說非
余小子鈺之所敢朔也以余小子鈺曰夕於
郝倩先生程夫子之門得之耳提面命者深私之手
抄筆記者久固不敢承流襲敝重復訛且傳訛也憶
鈺於摳衣請業初即以傷寒質先生語鈺曰今世之
傷寒無復長沙公之正本也長沙公傷寒論之大經
大法久被小人盜而換太矣鈺不解而請其故先生

曰今世之傷寒無非盜之王叔和叔和之傷寒無非
盜之內經惟其盜之內經是以失之仲景鈺益不解
而請其故先生曰仲景傷寒論猶場中出此一題拔
士而應者抄得他人一篇錦繡文字亦何嘗不妙只
是文字雖佳題目錯了高高一名六等必在斯人斯
文矣○鈺因請曰題目錯者以仲景所論者傷寒而叔
和所抄者熱病也如去其熱病而以冬時嚴凝殺厲
所感之傷寒應得無入彀否先生曰以熱病應者錯
在題裏以傷寒應者弁錯在題面矣○鈺益不解而請

其故先生乃語鈺曰子曾讀班彪王命論乎仲景有

傷寒論猶班彪之有王命論也知班彪王命論之題

目非為王命設為非王命而妄覬覦王命之草澤神

姦設則知仲景傷寒論之題目非為傷寒設為非傷

寒而橫天人以傷寒之操刃創醫設也傷寒只是一

病非傷寒之病紛紜錯亂者多端不從論辨處立之

海使皆入我範圍而棼混加之曰傷寒則班彪一篇

王命論分明等作一頂平天寇以此徧加諸草澤神

姦之首幾何不遭慘夷之禍凡傷寒二字為操刃創

醫枉殺人無筭者坐此。鈺于此日茅塞頓開乃更端

以請曰先生此番訓示俾鈺得聞生平所未聞矣但

傷寒不作傷寒讀而欲作非傷寒讀紛紜錯亂從何

處着手眼先生乃語鈺曰讀書有法貴在窾綮要會

處領及古人之意孔子固有春秋矣讀春秋者不以

春秋二字讀春秋而從襄貶弓奪四字上讀春秋自

一字一句一節以推及全部春秋處處皆有襄貶弓

奪四字法爲手眼則何必春秋雖廣之廿一史無不

可作春秋讀之矣讀傷寒論者不以傷寒二字讀傷

寒而從表裏府藏四字上讀傷寒自一字一句一節
以推及全部傷寒論在在皆從表裏府藏四字法着
手眼則何帝之傷寒雖廣之百千萬奇形怪狀之病無
不可以傷寒該之矣此二者俱重在無字無句處讀
出古人筆底下意自來不從字是字句是句還他個
肖似而已若只從字句上工肖似則孔子曰知我者
其唯春秋乎罪我者其唯春秋乎詮而釋之者又何
難曰孔尼父云譽我者其唯青帝白帝乎毀我者其
唯青帝白帝乎今人以傷寒詮釋傷寒論字句者類

我

四

跋

皆從青帝白帝詮釋春秋字之秘法廣而銓釋傷寒

者也以此等詮釋之法最易掇拾靈樞鋪填素問炫

其工且核狀貌衣冠儼然去而神氣遠矣余前云唯

其盜之内經所以失之仲景者以此　鈺則從而堅請

曰不以傷寒讀傷寒而以表裏府藏四字讀傷寒誠

為秘訣矣不知表裏府藏四字從何處覓端倪先生

曰古人著書必有次敘次敘中便藏着端倪兀著書

必有引子仲景之自敘卽傷寒論全部書之引子也

讀此引子方得作論之故緣傷寒二字久為庸鑒窺

來惑世以此殺人者不淺仲景深爲之剗特視世人

所惑爲之立說以翻駁之此之謂論論是字法盖攻

傷寒非演傷寒也得其字法方可讀全部論讀之從

二脉泝始盖表裏府藏分署于六經者祇属呆位次

從呆處得活泝須于表裏府藏中辨出虛實寒熱來

方識病之有本有標有客有眞有似有異有同

此其樞紐全在脉上二脉法上有了樞紐自可以我

之虛實寒熱活處用六經而不爲六經之表裏府藏

呆處用撥動樞紐遍體皆張痓濕暍而下以及六經

五

無非鑠子骨矣此即論之冒也從此便可讀六經乎
末也欲讀六經須明其例倒在防似病有脉异而經
則同亦有經同而病實异者毫釐千里須得其別方
可破似六經者作如是觀瘟濕暍其例也承上起下
此為論之頭有了別法六經乃可分而布之迤而銓
之參差錯綜比屬互而照之矣曰三陽三陰從表裏
府藏四字畫疆界也曰太少正厥從表裏府藏四字
別職司也曰之為病從表裏府藏四字署年貌也曰
其方主之從表裏府藏四字定丕蔽也直從人身中

行申盡郊圻慎固封守之法一有病邪竊發可以挨

查屬何地方何人掌理犯者係何模樣斯犯合何欵

律表裏府藏可分而轄之亦可翻而較之罪人斯得

無復彼此影射景及無辜此爲論之腹至于經雖已

定防有詭吾經者裏可混表藏可亂府如霍亂之詭

傷寒此其類也所當畧證而詳脉法雖巳定有難泥

於法者表裏不分府藏難擬如陰陽易之燒褌散瘥

後病之积實梔子等湯從意治也一皆畧脉而詳證

二法又補出六經之辨倒來此爲論之小結乃若此

跋

書之作全爲庸醫剽竊內經妄言傷寒者設胸無脉

淡徒狀亂經臨證胡謅不過引一篇熱病陽熾陰虛

之六經妄加諸傷寒陰盛乘陽之等病而以熱病刺

淡之汗泄妄移作湯尤藥治之汗下此處源流大差

以後綿索都亂矣始不過模稜處治殊不投機繼亦

欲平穩避答反增大劑對證照用古方到于圇非荊

棘迨至客熱煩蒸虛陽喘促胸膈滿悶二便秘塞病

從虛壞又不得一救壞之法從前剽盡內經到此傳

一傳字襲人此無他胸中着了傷寒二字魔一切病

之本標病之主客病之真偽與異同總不識也妄劑

六經究竟病之表裏府藏不明白也所以不明白者

二脉無有入門表裏府藏中之虛實寒熱無着落也

凡屬病來都在疑似曚昧之間不汗無法汗輒亡陽

而動經不下無法下輒奪穀而損胃舉聖人扶陽建

中大旨悉壞于小人表裏兩剝關頭苟欲破迷救敝

非從此處大設防閑不可故終之以可汗不可汗可

下不可下焉其可汗不可汗可下不可下者以病有

此一經之實即有此一經之虛有此一經之熱即有

此一經之寒非表自是表無關於裏裏只是裏無關
于表也推之府藏亦胧經雖一定而虛實寒熱自是
變動不常須在脉上定得樞紐方可泰以六經之證

此爲論之大結凡仲景一書源源委委章有章泆起

承轉繳一照論體結搆其間大吉只是設六經以網
盡衆病非日傷寒始有六經也故可嚀嚀告誡無非敎
人壽余所集從前後泰差彼此互換處簡別出見病
知源之泆以後臨着卒病自不至爲傷寒二字印定
眼目總全論之端倪全在此是以字泆而不在

字句有句法而不在句處處現有靈機層層包着巧
訣妙意精思旁見側出都非尋常行墨所可宣發者
貴在善讀者領畧及表裏府藏四字於字句中字句
外無處不帮有辨字辨直於表裏府藏方
字從脉上還他個虛實寒熱明白久當闕盡傷寒方
能醫得傷寒使萬病歸宗於六經六經歸宗于二脉
此法也無巳則有吾所註傷寒論之後條辨在鈺自
此曰承先生之訓片言隻字無非破盡千古之鴻濛
醒及從來之昏瞶亟望此書之出以廣世而艱困者

跋

久之今幸剞劂告成日月慶中天矣○有此第一部註○

以輔翼仲景○方顯出仲景第一部論○以輔翼內經從

前妄爲剽竊者方嫌仲景論中鈌去春夏令則聖言

洋洋不特四時之氣咸具而垂教定法比類屬辭得

爲仲景一部扶陽宣化之書得爲仲景一部正名定

位之書得爲仲景一部章顯闡幽之書得爲仲景一

部防微杜漸正失救誤之書傷寒云乎哉天道淡人

事備不有先生幾沒仲景則此一部傷寒論豈曰醫

世醫民直將堙盡叔和來千百年前後堙傷寒之堙

此之謂大醫。大醫必本於大儒先生爲海陽名碩髫

年輒以冠軍補博士弟子員生平著述甚富雖屢戰

棘闈不售顧馳聲蓺苑者垂三十年經明行修從而

問字者踵相接也邇值申酉避地來吳乃太儒而醫

遂爲大醫只此後條辨一書雖云註傷寒論而靈心

慧眼究極天人其間申明論辨揭出扶陽自成先生

一部逼經原道之書自成先生一部闢邪辨惑之書

自成先生一部搜源晰委之書自成先生一部簇發

神機連貫氣脉之書傷寒論云乎哉作者聖述者明

九

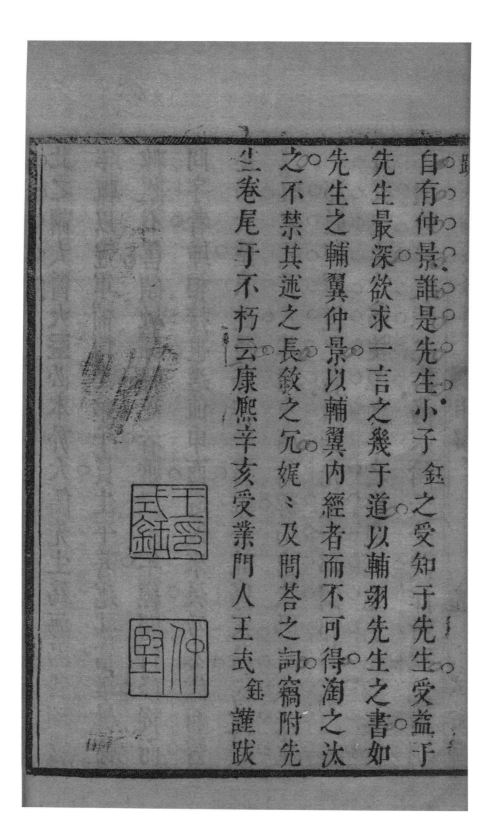

自有仲景誰是先生小子鈺之受知于先生受益于

先生最深欲求一言之幾于道以輔翼先生之書如

先生之輔翼仲景以輔翼內經者而不可得淘之汰

之不禁其述之長敍之冗娓娓及問答之詞竊附先

生卷尾于不朽云康熙辛亥受業門人王式鈺謹跋

式好堂

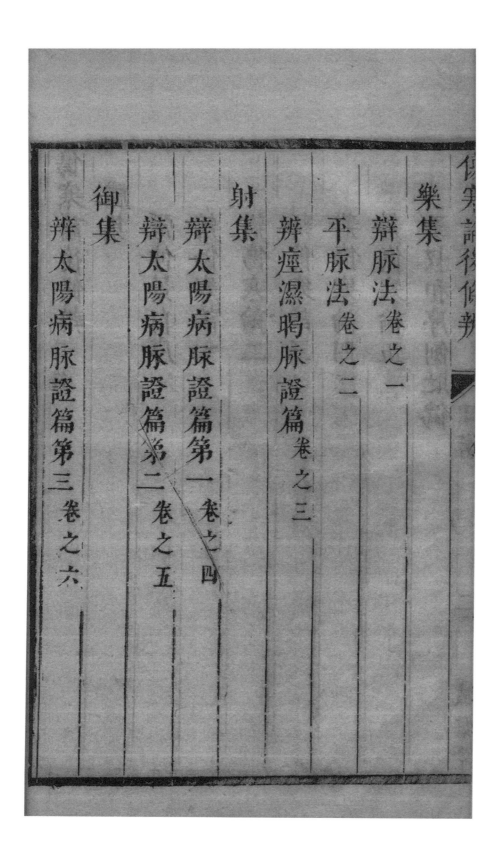

傷寒論後條辨

辨陰陽易病

辨差後勞復病巳上卷之十三

辨不可發汗病脉證

辨可發汗後病脉證

辨發汗後病脉證

辨不可吐病脉證

辨可吐病脉謬

辨不可下病脉證

辨可下病脉證巳上卷之十四

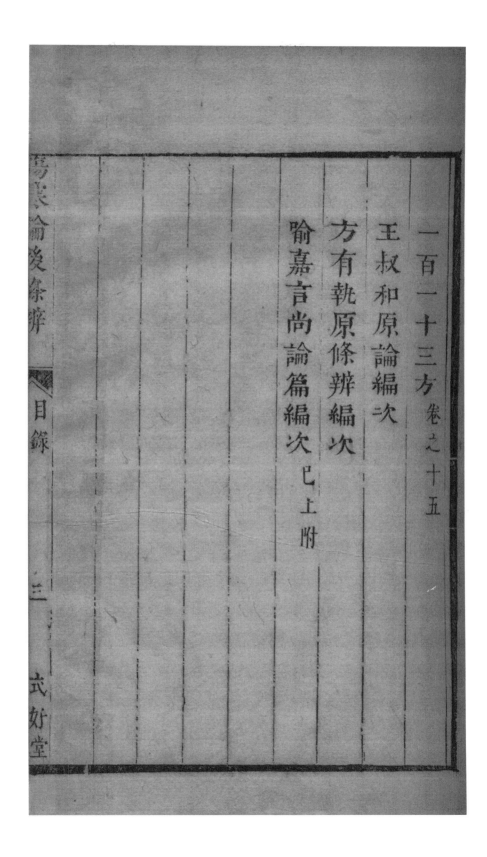

傷寒論後條辨　目錄

（三）

式好堂

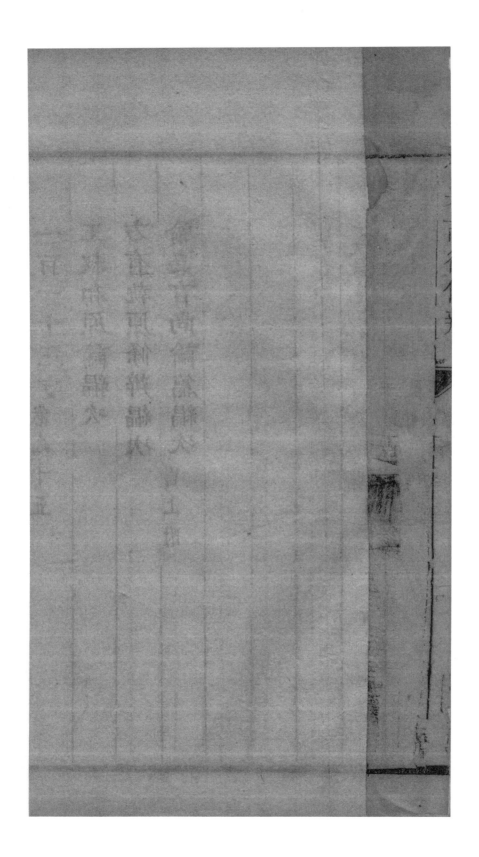

傷寒論後條辨禮集目錄

不入卷

傷寒論後條辨　　禮集目錄

武好堂

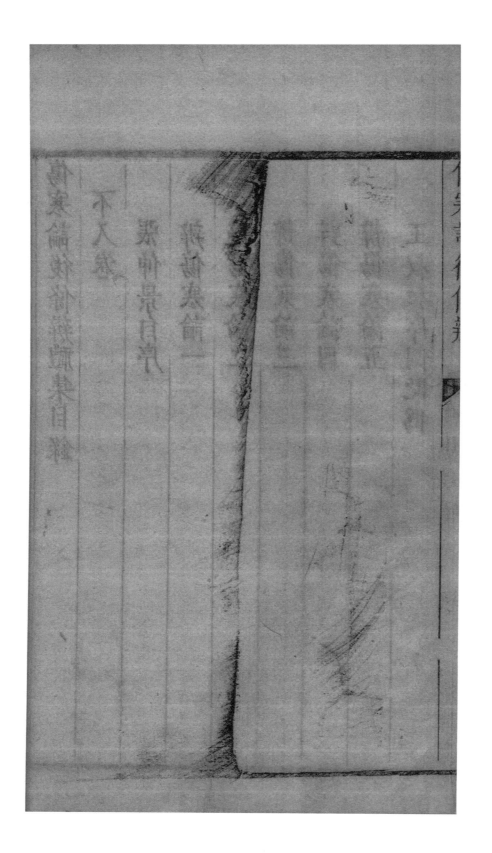

傷寒論自序

漢長沙太守南陽仲景張機著

余每覽越人入虢之診望齊侯之色未嘗不慨然嘆其才秀也怪當今居世之士曾不留神醫藥精究方術上以療君親之疾下以救貧賤之厄中以保身長全以養其生但競逐榮勢企踵權豪孜孜汲汲惟名利是務崇飾其末忽棄其本華其外而悴其內皮之不存毛將安附焉卒然遭邪風之氣嬰非常之疾患及禍至而方震慄降志屈節欽望巫祝告窮歸天束

仲景自序　一　武好堂

手受敗實百年之壽命持至貴之重器委付凡醫恣

其所措咄嗟嗚呼厥身以斃神明消滅變爲異物幽

潛重泉徒爲啼泣痛夫舉世昏迷莫能覺悟不惜其

命若是輕生彼何榮勢之云哉而進不能愛人知人

退不能愛身知己遇災值禍身居厄地蒙蒙昧昧蠢

若遊魂哀乎趨世之士馳競浮華不固根本志軀狗

物危若冰谷至於是也余宗族素多向餘二百建安

紀年以來猶未十稔其死亡者三分有二傷寒十居

其七感往昔之淪喪傷橫夭之莫救乃勤求古訓博

采衆方撰用素問九卷八十一難陰陽大論胎臚藥

錄并平脈辨證爲傷寒雜病論合十六卷雖未能盡

愈諸病庶可以見病知源若能尋余所集思過半矣

夫天布五行以運萬類人稟五常以有五藏經絡府

俞陰陽會通玄冥幽微變化難極自非才高識妙豈

能探其理致哉上古有神農黄帝岐伯伯高雷公少

俞少師仲文中世有長桑扁鵲漢有公乘陽慶及倉

公下此以往未之聞也觀今之醫不念思求經旨以

演其所知各承家技終始順舊省疾問病務在口給

相對斯須便處湯藥按寸不及尺握手不及足人迎

趺陽三部不參動數發息不滿五十短期未知決診

九候曾無髣髴明堂闕庭盡不見察所謂窺管而已

夫欲視死別生實爲難矣孔子云生而知之者上學

則亞之多聞博識知之次也余宿尚方術請事斯語

按古人作書大旨多從序中提出孔子於春秋未

嘗有序狀其言言曰知我者其唯春秋乎罪我者其

唯春秋乎又曰其義則丘竊取之矣即此是春秋

孔子之自序孟子則曰孔子懼作春秋又曰孔子

作春秋而亂臣賊子懼是卽孟子代孔子之春秋

作序也迄今未讀春秋者亦能道及春秋無非從

此數句書讀而得其大旨故善讀書者未讀古人

書先讀古人序從序法中讀及全書則微言大義

宛然在目余讀傷寒論仲景之自序竟是一篇悲

天憫人文字從此處作論蓋卽孔子懼作春秋之

微音也緣仲景之枉當時猶夫春秋之有孔子一

則道大而莫容一則道高而莫容滔滔者天下皆

是驚怖其言大相逕庭不近人情焉以故目擊宗

仲景自序　　　　三　　　　式好堂

傷寒論後條辨

族之死亡徒傷之而莫任救則知仲景之在當時

宗族且東家丘之矣况復皐世昏迷莫知覺悟安

得不費百年之壽命持至貴之重器悉委凡醫恣

其所措乎恣其所措四字於醫家可稱痛罵然是

是爲病家深悼也醫家苦於不知病病家苦於不

知醫知之一字兩難言之若欲愛人知人先是愛

身知巳凡勤求博采從天之五行人之五常與夫

經絡府藏陰陽會通虛用着玄冥幽微工夫此非

鑒之事而巳之事也鑒不謀巳而謀之人則醫者

人也而厥身以斃神明消滅變為異物幽潛重泉
從為啼泣者已也非人也醫不為之代也從此處
之於知從人求之於醫求之於行知行合一之學道則
語醫自是求之於己不復求之於人○求○醫求
皆狀醫事獨否知則必不能行行則未必能知行
者之精神力量都用在行上何由太知但能各承
家技終始順舊罔不行矣終日殺人亦祇是行知
者之精神力量都用在知上何眼太行即使欲行
而思求經旨以演其所知較之相對斯便處湯

仲景自序 四 武好堂

藥者鈍不如斂廉幾見病知源較之省疾問病務

在口給者藏不如炫徒知活人孰與活口所以舉

言莫正高技常孤在仲景之身巳是一鈍秀才持

此誨及於醫又何利于醫而屑其敎誨者故半夜

晨鐘僅於戶中爲蒙蒙昧昧輩一喚起此遊魂頭

掩其啼泣也若是眞正惜命函從巳上作工夫等

墾事于自家之身心性命卽君親亦是巳之君親

貧賤亦是巳之貧賤至若保身長全以養其生益

是巳之身與生從愛身知巳中廣及愛人知人無

非○自巳求之者於巳處求知不○於巳處求行則導
師其在吾論中無他覔也其間見病知原是○全論
中丹頭若能尋余所集思過半矣○是○全論中鴛竈
思求經音以演其所知是○全論中火候要此火候
足時須要曉得此論是知醫的淵源從艱難中得
之不是行醫的方技以簡便法取之者也故一篇
之中創九豎之害正痛舉世之莫聰於憂譏畏譏
之際不啻三致意焉蓋深懼夫邪說惑民將來不
以吾論為知之次反借吾論為行之首從醫道中

仲景自序 五

式好堂

傷寒論後條辨

生出鄉愿來以賊吾論于千百世後恣其所措將
何底止故預示讀吾論者亟從鑒懲艾也吾故曰
得仲景之傷寒論而讀之先須關太叔和之偽例
始敢向叔和之偽例而闢之先須讀着仲景此處
之自序始

新安後學程應旄識

辯傷寒論一　　　　　　　　程應旄郊倩

讀書所以破人懵懂也。而獨至讀仲景之傷寒論偏

自增人懵懂此一說焉。此又一說焉。此一是非也。自

彼亦一是非也。以為傷寒殊非傷寒。既已分經又自

錯經頭顯各出絲緒紛然縱能支離讀去。附會詮來

終是一部懵懂之書世之談仲景者。顧為名高耳無

益得之而不能讀讀之而不能解解之而不適厥用

不如不讀之為愈也。謂能融會貫通心知其所以然

而不懵懂者。余不敢為其人阿也。推夫懵懂之根實

傷寒論後條辨

從題面上起仲景題面止有三字曰傷寒論以傷寒
貼寒傷榮證懵懂已不可言而以論字比作曰編
曰書曰集等類則全部之書盡懵懂於此一字矣仲

景憫宗族之死亡傷寒十居其七非盡死於傷寒之
病也自世上有傷寒之名而醫家舍傷寒則無以名
病舍傷寒則無以名病則病不死於傷寒之無法而
盡死於傷寒之有法矣仲景序中云觀今之醫各承
家技終始順舊是皆以傷寒之法死人者也傷寒無
法僅死傷寒傷寒有法而不得其所以然則必死盡

法外之非傷寒。而并亦死盡法內之傷寒。仲景痛心
疾首因於傷寒門作一部慾書。即借此二字外以名
編內則立案於以窮極病情於以備盡治法示醫家
以法無二法有法者無法也有法之法爲死法死
者人人檢書可用之法當有百千法不能愈一病者。
是爲無法無法之法活法也活法非書上葫蘆另有
書誌書自是樣本能融會貫通則無樣造樣不能融
會貫通依樣卽死於樣從死樣中尋活詁則範圍莫
外傷寒不必另立法而自無法外之傷寒以此悟仲

辨傷寒論　二

友好堂

景名論雖曰傷寒實是法之總源也則論中無數題
髓巳包在此二字內矣此爲題面至於題訣責重處
則全在論字上論之爲言有法有戒有案有例在仲
景儼然以筆削自任作一部醫門斷定之書并要人
從傷寒字駁之駁之議及繩愆糾繆之法也仲景頗
慮後人懵懂解不出論字意來隨於每篇標首另以
辩字頂去論字特爲論字下一註脚并示人論字中
下手處乃活法之源也不從吾傷寒內用法則他
法適足死人從吾傷寒內用法而未經講習討貫辯

符到手則吾法更足死人。明示人不可不用吾法而
又不許徒用吾法一片婆心和盤妙蘊不惜爲醫家
作津梁而緊從津梁處下針砭意在醫醫不在醫病。
談及病未矣談及傷寒益未矣傷寒不能該病病不
能該醫醫可以該病病可以該傷寒也。故論字斷不
可以曰編日書曰集等字代之曰編日書曰集云者
乃經驗之方書無論丹溪心法等類爲方書卽仲景
之金匱要畧亦方書在舉業家如歷科大題歷科小
題等類篇篇俱是現成文章入塲遇題從頭寫去亦

辯傷寒論　三　氏好堂

得不從頭寫去亦得傷寒論乃醫門之軌範其中教

人如何辨表裏陰陽如何察寒熱虛實如何認病如

何治病防微杜漸有法矯枉救誤有法一字一句莫

非規矩準繩而規矩準繩總不用之於醫頭醫脚上

在吾業家如袁了凡之金針舉業之危言乃教人作

文章之竅門卻無全篇文章得法不必寫他人文章

無有不合式之題不得法則雖題中所有欲抄寫而

無文章欲抄寫而無文章則講習詞賈自不得不用

工夫於平時矣所以一卷之中包羅萬象或舉一以

該餘或連類以博及或帶此以聯彼或從後以足前

或從角立處起機關或從交紐處通鎖鑰巳明者益

之未明者著之雷同中究非雷同斷絕處未嘗斷絕

有起有伏有呼有應一字能現半天星斗無句偏有

遍地風雷種種靈機妙訣無非教人辨病辨得病方

可搶得病亭云處可見病知源緣卒病之來不必傷

寒皆得從六經冒傷寒搶不住不能知知不真不能

治故彙精一卷之書為之布成格式示以機宜紙面

上出兵機句讀中屋廟筭使醫家放心放膽得從活

傷寒論後條辨

路上做工夫一破從前各承家技之舊。非是授人以

戰。其益授人以謀成而後戰之具也。故論中神奇變

化。幾於武侯八陣衛公五花矣。而得其門以入握要

正。自無多法。在辯脈法。在辯證。固不必分之曰醫病

醫傷寒。而無不可分之曰醫病醫傷寒也。凡傷寒論

之所以為傷寒論其書如此則凡傷寒論之所以名

傷寒論其旨如此世人一切懵懂只據題面上有了

傷寒字一遇傷寒卒病輒取來作摹元秘寶以一部

醫醫教人下手做功夫之傷寒論。移來作一部醫人

信手檢集驗之，傷寒論猶未學操刀而使割也，幾何
不傷其手而以一部活人傷寒論沿為一部殺人傷
寒論哉，世之譚仲景者不知幾何人，亟須改正題面
從題面上探出題吉來方不惜懂蓋題吉非是教人
依吾論去醫傷寒乃是教人依吾論去辨傷寒非单
單教人從傷寒上去辨乃教人合雜病上去辨也寒
傷營外皆雜病傷寒此表裏陰陽雜病亦此表裏陰
陽而表裏陰陽中又各有寒熱虛實之不同卒病之
來傷寒大都責其有餘雜病大都責其不足不互加

辨剔則傷寒得以似是者涵及雜病亦得以似
是者涵及傷寒六經之見證處雖同六經之受病處
各異若要肅清先從麗雜處下手故其標篇秖云辨
脈法平脈法未嘗云辨傷寒脈法平傷寒脈法亦秖
云辨太陽病脈證辨陽明病脈證未嘗云辨傷寒太
陽病脈證辨傷寒陽明病脈證此仲景自言其爲傷
寒雜病論合十六卷也以此推之六經何嘗爲傷寒
而設乃辨在六經傷寒自不能逃更以此推之脈法
并未嘗因六經而立辨平了脈法六經自不能詭此

所謂道之根源也得此旨以讀傷寒論則從前懵懂
之仲景自揆出一精明之仲景仍於爛熟後將全書
團籠來理會一番又逐條開去理會一番蓋團籠
有團籠處辨法泥不得團籠處一倒若解開處有解開處
辨法泥不得解開處一倒解開有解開處
傷寒治傷寒錯以傷寒治傷寒益錯務使同者異之
異者同之疑者晰之畧者詳之商恒者參伍之變易
者比屬之從表裏府藏四字坐仲景於寢食間爲之
指手劃腳左東右西日演其所知直待造就巳成辨

真寒論後條辨
辨傷寒論 六
式好堂

傷寒論後修新

于此詳法即于此立凡論中縱橫錯亂之處皆得條

理井然絲絲入扣豈特不憒憒于傷寒而匠意生心

動成整即以之作一部分門別類之總訣不待編

輯巳無不編輯於胸中矣然後此面謝師爲仲景輟

去講席而自稱曰醫此醫是從論辨中造就來的毋

論圭璧傷寒論爲得手即上古傷寒論亦得乎矣

辨傷寒論二　程應旄郊倩

義例有不易曉者廣設曲喻而旁及之則無不曉余

嘗從戲場上觀千金記矣傷寒二字即垓下之項羽

因傷寒而有論則因項羽而陳及垓下之師也垓下

者項羽而垓下之師非項羽也垓下之師則戲場上

所演九里山頭十面埋伏者是也凡垓下之師層層

布置總爲一項羽而設所以各各編成旗幟各各列

出名號使之有以辨別乎項羽萬一軍中有警認定

自家旗號自不至爲項羽溷亂不至爲項羽溷亂故

辨傷寒論二　七　式好堂

因似中有非同中有異其閒是者無一是而非者則

從傷寒疑似處設防處處是傷寒處處非傷寒也祇

凡一部書諄諄辨脈辨證無非從傷寒角立處定局

非傷寒之六經也乃因傷寒而設六經辨以勘轕之

乃因傷寒而援二脈法以根究之傷寒論之有六經

定傷寒之意故傷寒論之有二脈非傷寒之二脈也

而傷寒論之論字實是批株及根窩着攻及傷寒網

傷寒自是傷寒傷寒論自是傷寒論傷寒祇是傷寒

兩軍相對自不至為項羽逃逃以此例及傷寒論則

不勝其非不加之辨何由論定論者論其是辨者辨
其非從百非而究一是所以淄澠涇渭到手便別務
使似者莫能同而後真者莫能異此辨字之言也世
之讀仲景書者先已遺去一論字如垓下則垓下耳
不復云師楚與漢何處分別所以一部書從頭至尾
無處不是傷寒無處不是傷寒則論字盡被傷寒字
涸去更何人從辨字上着一非想哉非者不復非
則是者何由是此其說余更得之莊子之喻馬矣莊
子曰以馬辨馬之爲馬不如以非馬辨馬之爲馬也

傷寒論後條辨　　辨傷寒論二　　八　　武好堂

夫馬之為馬四足而能走之謂也徒以四足而能走
之謂馬馬則是矣而非馬莫辨則見騾駝而云馬腫
背猶曰似之廣及四足而能走之牛何不可曰此有
角之馬也廣及四足而能走之虎何不可曰此有爪
之馬也廣及四足而能走之麒麟何不可曰此有甲
之馬也此非譏辭余童年聞諸長老曰有庶人齋出
高墻時見民間驢馬乃大駭曰外面有如此大鼠夫
鼠之於驢馬非而又非者也而庶人齋且謂驢馬為
鼠由其所辨者衹有鼠而鼠之外一切非鼠者莫之

辨也非鼠莫辨故四足而能走者皆得指之為鼠則
知莊子亦慮人非馬莫辨必至四足而能走者皆將
指之為馬也莊子慮人非馬莫辨必至四足而能走
者皆將指之為馬故仲景亦慮人非傷寒莫辨必至
發熱惡寒而頭痛者皆得指之為傷寒也發熱惡寒
而頭痛皆得指之為傷寒猶之四足而能走之牛之
虎之麒麟皆得指之為某馬某馬也由其所辨者祇
是馬而馬之外非馬者莫辨所以世人有七十二證
傷寒之名也試思仲景之名傷寒者只有一病曰太

傷寒論後條辨

陽病或已發熱或未發熱必惡寒體痛嘔逆脈陰陽
俱緊者名曰傷寒由是言之傷寒何嘗不發熱惡寒
而頭痛也要之發熱惡寒而頭痛自是太陽病傷寒
特太陽中之一例耳其餘非傷寒而發熱惡寒而頭痛
者且多不盡傷寒也須從太陽中辨之方定其為傷
寒蓋辨之於實虛寒熱不辨之於發熱惡寒而頭痛
也猶之四足而能走自是獸之屬馬特獸中之一畜
耳其餘非馬而四足能走者且多不盡馬也須從獸
中辨之方得其為馬蓋辨之於骨角齒毛不辨之於

四足而能走也大陽如此推之陽明少陽三陰亦復
如此亦復如此者凡有一經之病即有一經之辨也
有一經之辨者以有一經之病自有一經之脉一經
之證也據經未嘗不是以證辨之則殊非據證
合經未嘗不是傷寒以脉辨之則殊非不在
非處非偏從是處非也太陽自是太陽其實太陽祇
筭得表傷寒有此表雜病何嘗不同有此表同有此
中有實有虛有寒有熱則是傷寒之大陽與非傷寒
表則同有此發熱惡寒而頭痛也而發熱惡寒頭痛

式好堂

傷寒論後條辨

之太陽從此辨矣從此辨故有可汗之太陽便有不

可汗之太陽也陽明原是陽明其實陽明祇筭得裏

傷寒有此裏雜病何嘗不亦有此裏則亦

有此不更衣也而不更衣中有實有虛有寒有熱則

是傷寒之陽明與非傷寒之陽明從此辨矣從此辨

故有可下之陽明便有不可下之陽明也三陽府病

皆如此辨推之三陰藏病亦皆如此辨辨得表裏府

藏則一病自有一病之疆界是為病之所在于所在

虛辨出實虛寒熱則一病自有一病之本標是為病

之所生病之所在傷寒與
雜病同故惡似而非最怕傷寒之易淆也凡人於病
之未來久已惑於其名故於病之纏至便復惑於其
證風聲霍咳莫非傷寒自非從傷寒一門大破其模
糊不可從傷寒門大破其模糊自非從模糊處直窮
鞠到底不可此仲景所以有傷寒論也余深悟得仲
景之論字實是一翻駁攻擊字眼而論內之辨字實
是一援比較譬字眼故得比傷寒於頭羽而以論字
比垓下之師使人知論與傷寒自是兩軍相當若二

傷寒論後條辨

辨傷寒論二　十一　式好堂

傷寒論後條辨

脉若六經若痙濕暍之與霍亂等皆吾辨字內之陳
師鞠旅處非傷寒一邊之師旅也更此傷寒于馬而
以非馬貼辨字使人知論中設辨者處處是兩物相
形若兩脉若六經若痙濕暍之與霍亂等皆從論字
內博舉而互較之現出彼此異同之觀不啻百獸率
舞非只趙子昂一幅牝牡驪黃圖羣然是馬此亦一
傷寒彼亦一傷寒也從此以讀仲景書則神理宛然
氣脉畢貫凡全篇文字何不可作一篇讀去一篇文
字何不可作一條一句讀去一條一句文字何不可

作一字二字讀者一字二字者何字曰論也辨也論
者作書之名而卽作書之旨辨者著論之緐而卽論
內之法法在於辨也辨字上有竅門則病之表裏府
藏在我而表裏府藏中之實虛寒熱在我處處可見
病知原何復慮及傷寒此仲景一字心法能於此悟
仲景一字師則巧中有巧法中有巧全篇讀去無往
非師矢此余廣設曲喻而旁及之之意也

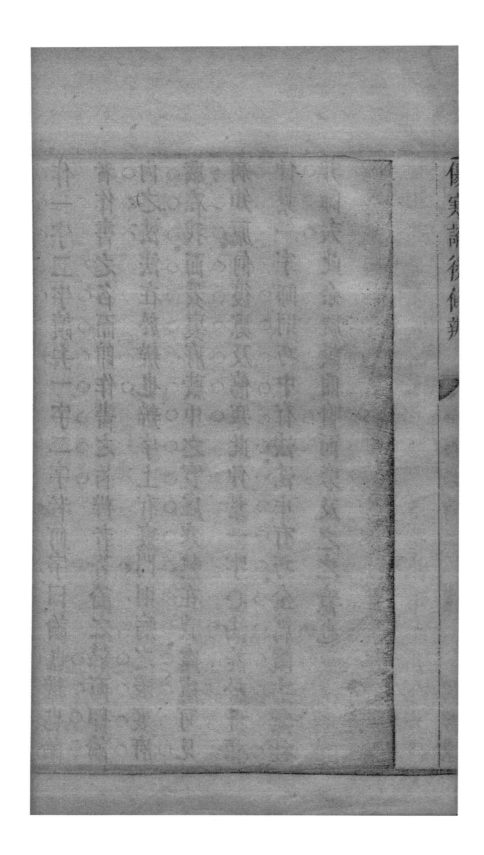

辯傷寒論三　　　　　　　　程應旄郊倩

讀古人書須得古人所以立言之旨而後可以輔翼古人代之作喉舌顧古人立言之旨有見之於題面者有不盡見之於題面者須從全部書中領畧古人譯而出之方不至如盲者觀場隨聲附和卽如千金記之演韓信誰不知有韓信者而演韓信之旨云何曰滅項典劉猶之琵琶記之演伯喈誰不知爲伯喈者而演伯喈之旨云何曰三不從不失其爲孝雜劇且朕況正史正論乎春秋文成數萬言只兩字兩字

辯傷寒論三　十二　武林堂

者何曰尊王也天王為天下之主天下不可一日無
主故首尊之以春王正月而全部春秋翻來覆去總
不出此四字為範圍矣知天下不可一日無主則知
人身之亦不可一日無主人身之主何也曰陽也陽
即人身之天王也天下有天王故可以正治而定亂
人身惟陽氣乃可以守正而闢邪故仲景一部傷寒
論亦只有兩字曰扶陽而已凡陰病見陽脉者生陽
病見陰脉者死只此開章二句說話即仲景全部傷
寒論著書之大旨也得其大旨以淹貫全書則知傷

寒論非仲景教人以傷寒治傷寒之書乃仲景教人
不可妄以傷寒治傷寒之書也治傷寒之法曰汗曰
下盡人知之仲景不懼人誤及傷寒而甚懼人為傷
寒所誤不懼人誤及傷寒而甚懼人為傷寒所誤則
知傷寒論非仲景汗下之書而仲景不可汗不可下
之書也汗下皆令人亡陽而在傷寒則用汗下扶陽
在傷寒能以汗下扶陽則汗下用之傷寒誠為名器
矢名器不可以假人而世之真傷寒少假傷寒多傷
寒有此名器而謀動干戈于蕭墻之內者遂不復勘

傷寒論後條辨

及真假凡屬影響傷寒之類俱得以其似是而非者
侮弄及各器太阿倒置不至犯上無等而亡陽不止
此仲景傷寒論之所由作也論之為言斷也斷者蔽
也分明指此為傷寒之愛書矣故首尾分篇只存論
之體裁而別嫌明疑指奸摘伏深文大義其見於標
篇之辨字上辨之為言詰也詰者鞠也既詰且鞠則
必無枉無偏方蔽厥辜自不得不借論以申其辨春
秋不辨則僭與竊皆得以尊王之名而行其蔑王之
實傷寒不辨則汗與下皆得以扶陽之羍而兆出亡

陽之機故於辨處加嚴筆則筆削則削儼以汗下和
溫之法配着春秋之褒襃貶一出一入務從綱中
整目而不令系施綱何在在二脉目何在在六經二
脉猶春秋之爲經六經猶左氏之爲傳使援經可以
斷案而無幽不燭無微不顯貞傷寒至此不能逃假
傷寒至此不敢冐凡正名署位救亂防危法皆出此
豈徒肰一部傷寒書也其系論以傷寒者不過系春
秋於魯之意知魯有春秋非魯一國之史則知傷寒
有論非傷寒一家之書奈何從來盡人俱欲以仲景

傷寒論後條辨

名書之傷寒妄指爲病內見證之傷寒彼畔經者冊

論兑卽遵經者亦紛紛欲以溫熱病爲仲景補亡果

爾則尼父之春秋亦必待操觚家補上二百四十二

年之冬夏方於題面無欠缺而稱爲完史豈非一大

夢藝乎要之魯之春秋之春秋而孔子之

春秋寔該着春生秋殺二義世人之傷寒自是冬

季之傷寒而仲景之傷寒字寔包着內傷外寒二義

則亦不必更舊書之各而尊王之旨與扶陽之義卽

在題面上亦可以互而領畧之矣總之陽氣爲人身

之天王是曰生身之主邪陽可驅正陽宜輔汗下二
法凡扶陽亡陽俱於此處關係所以仲景作論於其
結處蜀抽出可汗不可汗可下不可下名篇豈非卽
春秋之吉所謂言之重辭之複其中必有大美惡存
焉者乎而余於此竊有感焉於此竊有慕焉仲景名
論祇是傷寒未有扶陽字揭出乃東垣之脾胃論卻
往往取升陽二字名方以孔子之春秋或明或晦者
且千數百年直待朱子之綱目出而尊王之吉乃大
著朕則東垣之有脾胃論殆亦仲景傷寒論之綱目

傷寒論後條辨

哉紹仲景之傳而不以傷寒作傷寒治者東垣一人
而已凡師仲景而欲入其室者且先求東垣之堂而
升之庶幾傷寒論之統系猶存不至流於邪說誣民
一祇也夫

辨傷寒論四

程應旄郊倩

道之不明。有賊之者。辨其為賊。擊亦何難。戟道而得
逃於宗道。則舉世皆宗道之。誰辨其為賊者。以故楊
墨嘗賊孔子矣。楊墨何能賊孔子。楊墨之賊孔子。即
以孔子賊孔子也。孔子曰仁義。楊墨亦曰仁義。天下
以孔子仁義。而楊墨亦仁義。舍楊墨無孔子遂以孔
子之仁義歸楊墨之仁義。以孔子之仁義歸楊墨之
仁義。而天下無父無君之仁義。遂不以為楊墨之
仁義。而以為孔子之仁義。率天下之人盡歸於無父無

辨傷寒論四

七

式好堂

君○率天下無父無君之人盡歸于孔子○而孔子○事父曰與君之○仁義盡變而為無父無君之○仁義○究竟不曰楊墨曰○孔子○此之謂賊○故曰楊墨之道不熄孔子之道不著○謂舉世皆楊墨○則舉世皆孔子○舉世皆孔子則舉世皆楊墨○時無孟子○天理人心幾泯絕矣○噫可畏也若季漢之有張仲景○亦醫門之孔子也○既有醫門之孔子○遂有醫門之楊墨○醫門之孔子○則張仲景○而醫門之楊墨○則王叔和也○孔子有仁義楊墨○則以仁義亂孔子○仲景有傷寒○叔和即以傷寒亂仲景○其○

為賊均也原仲景之有傷寒、非謂世無傷寒無端演
出一部傷寒書正以世有傷寒、不得已破之以一部
傷寒論也世有傷寒者何各承家技終始順舊之謂
也各承家技終始順舊之傷寒何冬傷於寒春必病
溫之謂也凡傷於寒即為病熱之謂也一日太陽受
之則頭項痛腰脊強二日陽明受之則身熱目疼鼻
乾不得臥之謂也未滿三日可汗而已已滿三日可
下而已之謂也家有此技遂以其技殺人滿溝滿壑
究竟不曰傷寒鑒殺人盡曰傷寒病殺人仲景所由

辨傷寒論四　大　武好堂

創而懲焉謂羞訛詿亂實此二字爲招尤故借題擊

題破之以論名曰傷寒而一切傷時病俗之心與夫

矯偏革弊之道俱從論字內翻盡傷寒也翻盡傷寒

故不從傷寒門立法而從二脈立法從六經立法只

在人形身表裏府藏上範圍及一部內經任諸病之

來總不能外此爲章程爲矩矱以此爲法之祖其間

字不徒字中有眼句不徒句句外有機法不在字

句而在字句中字句外之縈繁要會處凡讀吾論者

辨則得之不辨則不得也世人久承家技陡肰奪其

舊而新是圖方且駁不能讀誰耐其蕪不復耐辨則
得一不辨而得者各則攘彼之各技仍播我之技割
裂經旨示人以捷徑又何難以我之不辨而得者奪
去彼之必辨而得者此叔和之僞例所以得遷於前
也不知此例在仲景之前久已滔滔皆是但未有叔
和袛是殺人以技既有叔和遂廣殺人以書殺人以
技仲景猶及而懲之殺之以書仲景已不及而懲之
叔和因其懲之不及而反得僞之爲傷寒例而家技遂
成國技此之謂賊究竟叔和今日之所賊即仲景當

辨傷寒論四

九

武好堂

傷寒論後條辨

日之所懲叔和未及爲仲景懲而叔和之祖若父則

皆仲景懲列也叔和爲大醫令承家有自懲其祖若

父猶之懲乎叔和也傷寒論若傳何嘗孔子有春秋

亂臣賊子懼矣叔和爲此其起于懼心乎懼則思逃

逃則思掩以一手掩盡天下人目與口令不得覩傷

寒論之全書讀之則難以一手掩盡天下人目與口

令不得覩傷寒論之一論字讀之則易論字不可掩

只從傷寒上演出金口木舌則論字不掩自掩矣掩

去論字則傷寒字何復仲尼陽虎之分不難恣其所

揩而以我之云云傷寒換去彼之云云傷寒矣故凡

倒內鋪張處無非一誘法人情莫不樂茍忽而厭艱

難喜速成而憚深造以倒載論彼繁而我簡彼層而

我徑彼無片段而我成片段彼無引據而我多引據

彼窮年未得心通我一覽便資口給有書如此又未

嘗不曰仲景之書則凡有志傷寒者誰不懽訢鼓舞

泉從此處一探仲景之龍門哉而誘法中又兼有釘

汰兄言之易入而難抜者先之也彼有論我有倒但

使倒弁其前令人于未面仲景時朝夕我倒則楚人

辯傷寒論四　十　武好堂

之莊嶽不待引而置之而開門見山人人胸中口中

耳中目中無不有一篇陰陽大論話頭爲先入之言

釘定矣認此爲仲景發源則以後自無歧視而一從

牽強讀太公附會讀去雖曰撻而求其不陰陽大論云

云牢牢心口耳目中不可得也究竟倒自是倒之傷

寒論自是論之傷寒裝頭不能蓋腳則其中更行一

亂汹朱紫異同之間無如亂之以內經故舉內經所

指爲熱病爲陰陽應象凡有一傷寒字面者盡行割

夫頭尾砌入灑詖倒內而復從傷寒門炫惑以變溫

變熱傳經兩感等名使人在枝葉上已是眼花撩亂
口難言而再從節氣之春夏秋冬上節外生枝與人
以纒擾不去應接不來誰復有開適工夫在論字根
本上討分曉為撥雲見日計者以此三年六十個片
似非非有一溫熱病絆住做疑團任你一部清清楚
渾着身只望傷寒字東撞西撞及至墮不出頭又似
楚表裏府藏之傷寒論不怕不潤入疑團中同去瞎
橫只此當頭一網從安排布置中打盡後來眼明心
慧輩輩盡入牢籠雖復百千仲景等閒盡作如是觀論

傷寒論後條辨

未嘗不是傷寒論而細視論中已無非暗以熱病宇

換去傷寒字而明以傷寒字截去論字者矣論已被

截自此而仲景傷寒論自是仲景一部傷寒論之書

而世人傷寒論自是世人一部傷寒論之書而仲景

而世人傷寒論無非仲景一部傷寒論之書矣何也仲

傷寒論並非仲景一部傷寒論之書矣何也仲景之

傷寒論是以題翻題傷寒是擊之書從擊處打破傷

寒展開全體世人之傷寒論是以題盜題傷寒是砌

之書從砌處捏出傷寒纒住全體全體之纒由於題

面之換題面之換由於一字之掩自此而以熱病殺

人者不曰叔和曰仲景矣以傷寒殺人者不曰叔和

曰仲景矣猶之場中卷面一經他人割換誰復辨其

甲之非乙而謂叔和之殺人非仲景之殺人哉叔和

不特逃仲景之懲且駕仲景以成名仲景無從懲叔

和且為叔和掩太而代罪元祐之後有紹聖醫門中

先有其事較之楊墨彼為以邪亂正此兼以小人亂

若子矣故楊墨之亂孔子非有意于亂孔子也以宗

道而流於賊道故楊墨有歸儒之曰叔和之亂仲景

傷寒論後條辨

有意於亂仲景也欲賊道而逃于宗道故叔和無反

正之時試觀今日之域中傷寒論竟是誰家傷寒論

也近雖有方有執喻嘉言輩潛哂其劣劣不在

優劣在皈從統系認差所爭皆謬非叔和之與譽叔

和彼善于此者幾何觀其大意亦是謂仲景遵內經

熱病之旨作傷寒論則何嘗不以叔和之宗者是宗

叔和已是克塞天下余何人斯敢以窮狀之舌與天

下爭此事但從全部書中為仲景題而上繙出一論

字則仲景之精神意旨盡從此一字現出而人人自

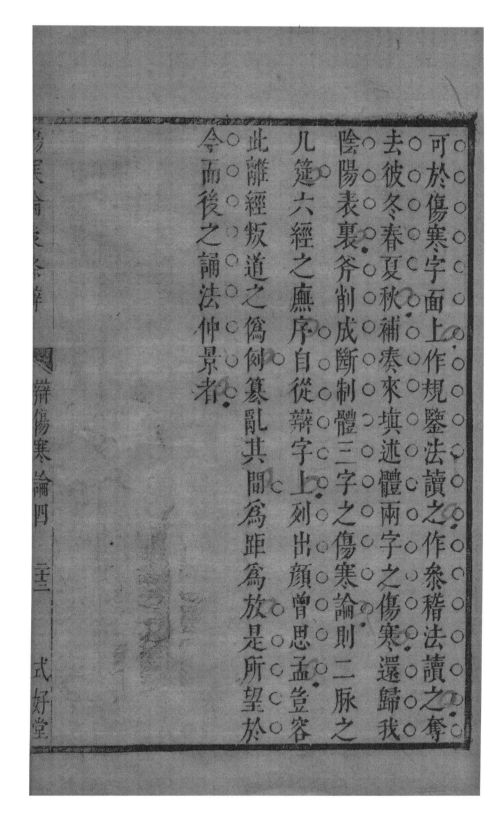

可於傷寒字面上作規鑒法讀之作叅稽法讀之奪

去彼冬春夏秋來填述體兩字之傷寒還歸我

陰陽表裏斧削成斷制體三字之傷寒論則二脉之

几筵六經之廡序自從辯字上列出顏曾思孟登容

此離經叛道之偽倒篡亂其間為距為放是所望於

令面後之誦法仲景者

辨傷寒論五

程應旄郊倩

傷寒論三字余辨之不啻辨矣蓋不得已而辨也或

遂從而罪我日天下事非一家之事則天下書非一

人之書子於論字上擬仲景以筆斷或不失爲尊經

至於傷寒二字聖言煌煌自是銅板冊子何根據而

試叔和以離經叛道以一人之私臆抹盡天下人所

共遵所共讀之書恐離經叛道之在叔和者子一人

而離經叛道之在子者百千億萬其人子能無懼乎

余曰唯唯否否羣言淆亂當折衷於聖聖經傷寒之

傷寒論徑徑辨

古何嘗不顯明可考特被叔和于僞倒內妄爲援引○

盡行失去經青塗飾人之耳目于不覺世人不復解○

內經何從解仲景余於僞倒內另有貶姑勿罪只就○

傷寒言之內經于此二字未嘗有通辭從變而移者○

居多其他或反以傷寒病隸之中風以風爲百病之○

長故也若秦越人則從內經中稍爲疏別矣竟未嘗○

以傷寒盡屬之冬月之病也五十八難曰傷寒有五○

有中風有傷寒有濕溫有溫病有暑病可見傷寒特○

傷寒有五中抽出之一病耳其傷寒有五之寒字則○

只當得一邪字看邪則有虛邪有實邪有陽邪有陰
邪俱統此寒之一字內以傷寒對中風則中風為虛
邪．傷寒為實邪以傷寒對溫病則溫病為陽邪傷寒
為陰邪其暑濕二種則介在虛實陰陽之間邪各不
同．故從同同今叔和不以熱病隸之傷寒有五之綱
同．總名之曰寒者何也以所傷在太陽寒水之表則
反以傷寒隸之熱病之目妄引傷寒則為熱病倒之
殆欲潤五病干傷寒潤傷寒于熱病以一目掩盡有
五之綱令人不復於寒水表之一字上分別出陰陽

傷寒論後條辨　辨傷寒論五　三五　武好堂

虛實來○卽此便是斟和乖亂之根矣○而不盡是也○傷

寒有五雖不同○而感受之寒部則同○故總名之曰傷

寒○此則傷寒二字作一串看去○人人所曉者○若截傷

之一字言之○則有正傷○有邪傷○邪傷統之於寒○正傷

不統之於寒○邪傷統之於寒○自分卧暑温濕○正傷不

統之於寒○於五邪中伏有本標主客○故傷寒二字須

串看○尤須峙看○峙看者○傷自是傷之病○寒自是寒之

病○仲景論中蓋從串與峙兼而論之○故爲包括衆有

此說非余敢鑿致之○四十九難曰有正經自病○有五

邪所傷何以別之然憂愁思慮則傷心形寒飲冷則傷肺恚怒氣上逆而不下則傷肝飲食勞倦則傷脾久坐濕地强力入水則傷腎是正經之自病也何謂五邪有中風有傷寒有傷暑有飲食勞倦有中濕此之謂五邪據此言之正經自病中有挾邪如形寒飲冷久坐濕地得之外是也五邪所傷中有挾經如飲食勞倦等不關邪是也特以病受之外則正經自病亦屬邪傷病受之內則五邪所傷亦關正病故秦越人於兩邪中各互及一二證正爲何以別之四字作

地步見所重在此四字凡仲景一部傷寒論只是教

人何以別之耳緣邪正之間病雖異而證頗同兀卒

病之來未有不挾一二傷寒證同見者世人不別其

異而只據其同槩名之曰傷寒不但正經自病與五

邪所傷不加別即傷寒有五不加別即卒病一來合傷

寒無治法不曰未滿三日者可汗而已即曰已滿三

日者可下而已籍令繩之以仲景不可汗不可下之

示彼即窮於法矣窮於法自不得不死於法自窮於不

可汗不可下之法自不得不死于可汗可下之法凡

仲景之宗族橫死于傷寒者死此之傷寒故仲景之
論傷寒者亦論此之傷寒論字中有殷鑒意從殷鑒
中示之以憲章此傷寒論之所以作也論雖為著傷
寒著論法實踢開傷寒著法踢開傷寒著法故無遺
法無遺法故不為傷寒所涸亦不為傷寒所疎而凡
寒與傷之所以分而分之者在此所以合而合之者
亦在此有絜矩之道焉故但辨及六經內外諸篇便
得寒字源頭而傷字在其中特為寒字著法所以有可汗
字源頭而寒字在其中但辨及二脈法便得傷

寒之說遂以熱病扯入傷寒剽竊竊內經顯出家技淵

叔和不得論字之解遂以傷寒截去論字弃不得傷

巳定萬病莫能逃又何有于傷寒葢茂視夫傷寒耳

互貫此之謂萬病莫逃乎傷寒謂吾論巳定則吾法

病與五邪所傷又何者不綱吾法中纖鉅靡遺彼此

各有權衡故傷寒有五綱吾法中不必言其正經自

與不可與終其重在傷而不重在寒可知軒輊出入

可下及諸救逆之示仲景論中以脉法始而以可

可下及諸証治之示特為傷字著法所以有不可汗

源意以此壓倒仲景而僭與目更欲竊仲景欺世

售其技世人皆耳食目不從二脈法上勘仲景六經

而妄從僞倒上勘仲景六經矣所以自古至今吟哦

傷寒論者多人而吟中所神領而意會者舍僞倒

無以為眼目為口吻也以其中有現成之眼目口吻

也編輯傷寒論者多人而編中所深思而自得者

舍僞倒無從得頭腦得肢節也以其中有已然之頭

腦肢節也則自有僞倒而仲景之論字遂掩論字被

掩而仲景之傷寒字遂為叔和之傷寒字所換名為

傷寒論後條辨　辨傷寒論　五頁　式好堂

傷寒論後條辨

仲景承宗祧實則從而纂之之名爲仲景樹門戶實則
從而奪之比之於城暗則贏秦之有呂明則漢室之
有曹爲奪爲纂是爲離經叛道中之亂臣賊子也余
雖有志於仲景而未逮然弑父與君亦不從也故復
有此辨○

萬病莫逃乎傷寒○人人口中有此一句話假令遺去
一論字則傷寒特難經中有五之一病耳在五邪且
不能兼又何以使萬病莫逃乎三人之意只是責重
傷寒責重傷寒而萬病俱壞於傷寒及其病之已壞

不曰病寶壞於傷寒反曰傷寒中有此壞病否則以
熱病聚紛爭之訟魔益着魔矣以此傷寒二字遂成
千古一悶葫蘆要此葫蘆轉換得氣須是傷寒論三
字看得剔透瓏瓏益三字中具廣大法門具圓通法
門具不二法門任從截出傷字一部書都是傷任從
粘着寒字一部書都是寒圓機活法之中紀律森然
條理秩然故仲景自序不以爲傷寒之書而以爲平
脉辯證見病知源能愈諸病之書不以爲傷寒雜病
論分十六卷而以爲傷寒雜病論合十六卷也傷寒

傷寒論後條辨

雜病不分是致人於傷寒雜病異處辯其何以異更
於傷寒雜病之表裏府藏同處辯其何以同此處有
源頭寒病方不殺人以傷病方不殺人以寒可笑
今人只是靠此書去醫傷寒不肯把此書去論傷寒
須知論得傷寒方能醫得傷寒傷寒是局面論字在
較重傷寒是臨身論字先一着傷寒是一病論字無
不該此等處却不現成都是竅門上工夫竅門上工
夫辯是也辯不定不成論論不定不成醫醫不成而
醫病病不成其爲病傷寒益不成其爲傷寒矣病不

成其為病則殺人以病傷寒不成其為傷寒則殺人
以傷寒故知此之論即論定後官之論此之辯即辯
定後爵之辯總非苟苴政臨民後事以此例醫全憑我
於整眼時從諸病中不漏及傷寒庶幾到醫病時傷
寒二字不得乘我以手忙眼亂掩盡諸病蒙蔽乎我
也傷寒論之所以為傷寒論其立言如是其立法如
是以此得為古今一部醫書大全夫書則安能全也
法全則書全卷之不盈一握舒之膏澤天下以此語
書傷寒論而外無醫書突以此語道傷寒論而外無

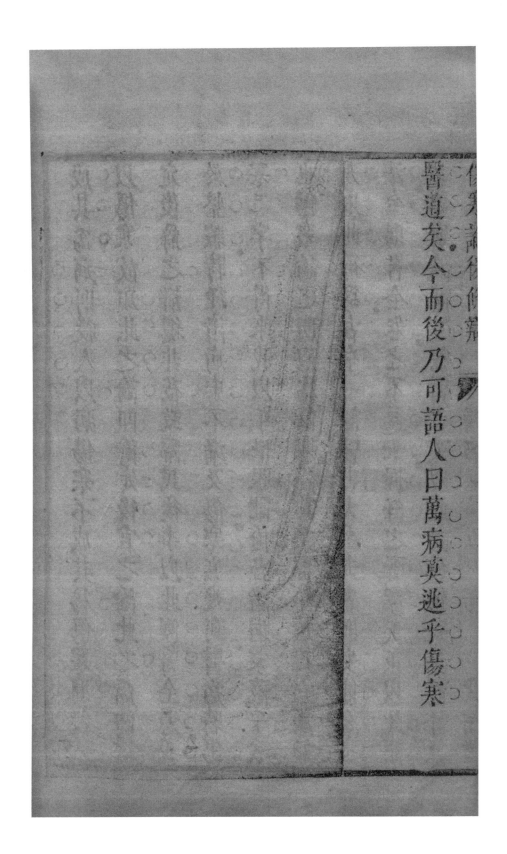

醫道矣今而後乃可語人曰萬病莫逃乎傷寒

仲景傷寒論
三字是斷制
字眼從斷制
体讀他文字
知此部書都
從傷寒字面
上翻空故處
處出奇握勝
叔和將斷制
字注誤認作
敍述口氣中
不得不于傷
寒字面上遶
實填空壁處
竟埋空壁處
竟成了仲景

王叔和傷寒序例貶僞　　程應旄　郊倩

統有正僞傷寒論之統不能正其始者由叔和之

僞統僞之也余亟貶其僞而不誅其僭者志在懸

之國門令人得目爲禁書則誅在不誅中故仍前

共例而不入之卷則仲景之統自是大居正云

陰陽大論云春氣温和夏氣暑熱秋氣清涼冬氣冷

冽此則四時正氣之序也

傷寒論三字傷寒是死字論字是活字死字上安

得有法法全在活字上活字能翻簸死字所以其

傷寒論後條辨

序例

一式好堂

法猶之弄先傷寒則九也論是弄九者活字上看

不出門路也白罷何苦將活路盡行填塞砌成一

條死路即死路尚是路何苦將死路上盡行埋作

火坑誘盡天下人不走此條死路不止走此條死

路不驅之盡入火坑不止勘其惡端不過以仲景

論只云傷寒未經切出傷寒根脚而搜得內經中

有冬傷於寒春必病温及有人之傷於寒也則為

病熱語遂可窺來立巳之根脚而捉仲景之空因

論有傷寒字誤認仲景為冬月一季而設遂從冬

盖教人度曲扁源非竟將此譜當曲子唱教和見譜中所載是曲字誤話便認九宮譜是一本九宮記將來同琵琶記類唱演恨其中少了生旦學莊遂埽出無數風温、瘟時行爾感等名代仲景娘蔡公蔡婆粉出伯喈五等卿邑自此

守上鋪演出春夏秋從寒字上鋪演出温清暑來

不知仲景論中寒熱温凉備具特根脚總在人體

躬表裏府藏上經理出病之寒與熱豈同望杏瞻

蒲作一部竪門月令書者若曰四時正氣由自

是寒暑燥濕風不聞着在温清寒暑上着在温清

寒暑上則温病寒病暑病有之矣秋時聞有清病

凉病各否若病屬燥濕風者又從何處安揷以天

氣之寒熱温凉揣病證之寒熱此婦人女子之醫

陰陽大論未必脉卽有之當另有説叔和引來不

一六三

而兩宮比品
八譜中車
只從鑼鼓攤
處敷演得如
花似錦自可
驕動人；喝
采有此傷寒
而九宮譜記
爲譜以之屬
傷寒論者遂
成仲景之廣
陵散矣古今
事如此良可
歎也

傷寒論後條辨

過影出一番春夏秋冬字眼以此開談則暑往寒
來春復秋夕陽西下水東流余耳其語矣春有百
花秋有月夏有涼風冬有雪余耳其語矣人過不
罶名那曉得張三李四雁過不留聲那曉得春夏
秋冬余耳其語矣鋪張便得一江湖口令亦謂開
卷有益其必套一陰陽大論者以仲景自序有勤
求古昔博采衆方撰用素問八十一難陰陽大論
等語故例中搜及素問難經處費盡撚髭而開口
復兒出陰陽大論字樣見其勤求博采凡仲景所

有者已無不有而傷寒二字較之冲景則另得傳

授此叔和開居著例之肺肝余得而見之也

冬時嚴寒萬類深藏君子固密則不傷於寒觸冒之

者乃名傷寒耳其傷於四時之氣皆能為病以傷寒

為毒者以其最成殺厲之氣也

傷寒原是活病初不可執一名之內經目百病之

始生也必先於皮毛邪中之則膝理開開則入客

於絡脈菌而不去傳入於府廪於腸胃又曰百病

之始期也必生於風雨寒暑循毫毛而入膝理或

傷寒論後條辨　序例

三

式好堂

傷寒論後條辨

復還或齟止奇邪淫溢不可勝數又曰百病之所
始生者必起於燥濕寒暑風雨陰陽喜怒飲食居
處氣合而成形得藏而有名又曰夫邪之生也或
生於陰或生於陽其生於陽者得之風雨寒暑其
生於陰者得之飲食居處陰陽喜怒以是知邪之
客於皮毛膚腠者皆得謂之傷寒初未嘗有定名
也故秦越人云傷寒有五其所苦各不同形又云
有正經自病有五邪所傷可見風寒暑濕未定之
先及陰陽喜怒飲食居處等邪夾在膚腠間時傷

寒還是活病須從活病中分別出其為何邪之傷
如仲景論中之中風之傷寒之溫病之痓之濕之
暍等與夫病之或生於陰或生於陽等一一得正
之以名此病方是就擒時病既就擒方辨其為傷
寒類中之某病前此之傷寒字無非槩舉之辭總
非冬時嚴寒四字可以轄定此仲景之六經所由
設也設六經所以擒病擒病不是擒傷寒専是擒
傷寒之類之病而傷寒自在擒列耳使人於病邪
到手先得從表裏府藏上根究一番確是浮為在

表矣權且把裏府藏三路丟開單單着落在太陽

經上太陽屬表故也擒定爲太陽病此時謂之爲

傷寒也可不謂之爲傷寒也可謂之爲傷寒固是

此經病不謂之爲傷寒也是此經病一應虛實寒

熱在此一經巳有定法待之矣虛則從桂枝倒出

入實則從麻黃倒出入寒則從小青龍眞武倒出

入熱則從大青龍白虎倒出入凡百暑溫燥濕等

類只從浮脈上分別只從表證上分別任你說寒

說溫我府藏上之表裏之虛實寒熱巳經了明登

是你肌表上之寒温·摇惑得我天氣上

之寒温·摇惑得我動盖病邪萬端人身之府藏總

無兩副從此處定法以擒倒病邪·則仲景所云料

度府藏獨見若神者也是之謂舉一而萬事畢是

之謂活法法不活·則邪不死·故仲景並未嘗以傷

寒二字屬之冬月·以傷寒屬之冬月只是思量捉

死老虎耳天下豈有死老虎等你捉坐見為虎噉

也至云君子固密則不傷於寒觸冒之者乃名傷

寒盖畔仲景之旨仲景以世間寒傷營之為寒百

傷寒詳辨條辨

中無一而以之誤治傷寒者皆風傷衛之病所以

萬舉萬錯內經黃帝問曰有人於此並行並立其

年之長少等也衣之厚薄均也卒然遇烈風暴雨

或病或不病或皆病或皆不病其故何也少俞曰

春青風夏陽風秋涼風冬寒風凡此四時之風者

各不同形黃色薄皮弱肉者不勝春之虛風白色

薄皮弱肉者不勝夏之虛風青色薄皮弱肉不勝

秋之虛風赤色薄皮弱肉不勝冬之虛風也黑色

而皮厚肉堅固不傷於四時之風其皮厚而肥肉

堅者必重感於寒外內皆然乃病又曰風雨寒暑

不得虛邪不能傷人卒然逢疾風暴雨而不病蓋

無虛故邪不能獨傷人此必因虛邪之風與其身

形兩虛相得乃客其形兩實相逢眾人肉堅又曰

其中於虛邪也○因於天時與其身形參以虛實大

病乃成氣有定舍因處為名○八字乃仲景分營由

是觀之風寒其是一病○從其名○衛分六經之由

衛淺而疏邪至則受○既受卽各中風實者營深而

密邪不易入此方名傷寒衛與營氣有定舍故

若據叔和此
談傷寒病可
專名之曰小
人病矣繼實
藥家慣是騙
鄉間人騙不

風與寒因所處而爲名也世人既虛者多實者少

而邪之至也亦虛者多實者少兩虛相得之病繁

作兩實相逢治療天人年壽實從此始仲景所以

於太陽有不可汗之戒而救誤汗之致逆者多端

正以觸冒之病總非傷寒不可誤名之曰傷寒全

以君子固密則不傷於寒觸冒之者乃名傷寒遂

以殺厲字毒字爲溫病埋根余恐夫殺厲之氣不

關傷寒而毒先鍾於名傷寒處矣

中而卽病者名曰傷寒不卽病者寒毒藏於肌膚至

動君子狂嗣
人價絲中先
欲門君子是
很鄉下人銀
要選他一個
着落耳
試問叔和倒
中何不署一
枯及中風曰
仰景祗名傷
寒論不名中
風論仲景自
不依題我比
他更依題耳
信寒不會說
話有了寒毒
藏于肌膚鄉
聞人自是信

春變為溫病至夏變為暑病暑病者熱極重於溫也

走以辛苦之人春夏多溫熱病者皆緣冬時觸寒所

致非時行之氣也。

經云天有四時五行以生長收藏以生寒暑燥濕

風必若所云則暑燥濕風皆是寒之一氣所變舍

寒而四時五行無專令矣緣其胸中已着了妖魔

鬼怪故於此處將妖魔鬼怪話頭搬弄起其亂經

虛總貶後

凡時行者春時應暖而反大寒夏時應熱而反大涼

着他肌膚上
的鍼穴鍼後
不怕你不貼
上他六分綿
絲一張膏藥

傷寒論後條辨

秋時應涼而反大熱冬時應寒而反大溫此非其時
而有其氣是以一歲之中長幼之病多相似者此則
時行之氣也、

極似戲場上、正齣未出先跳一回小鬼、但内經於
時行之氣只在六經上定其為風淫燥淫火淫濕
淫寒淫之病與夫土鬱之發金鬱之發水鬱之發
木鬱之發火鬱之發等不似此處之云時行可以
挨着春夏秋冬煎成一大鑊藥令一歲中長幼人
人可服也一友云只消一大鑊九味羌活湯不必

按着春夏秋冬。更省力。

夫欲候知四時正氣為病及時行疫氣之法皆當按

斗曆占之。九月霜降後宜漸寒向冬大寒至正月雨

水節後宜解也所以謂之雨水者以冰雪解而為雨

水故也。至驚蟄二月節後氣漸和暖向夏大熱至秋

便涼從霜降以後至春分以前凡有觸冒霜露體中

寒即病者謂之傷寒也其冬有非節之暖者名曰冬

溫冬溫之毒與傷寒大異冬溫復有先後更相重沓。

亦有輕重為治不同證如後章從立春節後其中無

傷寒論後條辨

暴大寒又不冰雪而有人壯熱為病者此屬春時陽

氣發於冬時伏寒變為溫病從春分以後至秋分節

前天有暴寒者皆為時行寒疫也三月四月或有暴

寒其時陽氣尚弱為寒所折病熱猶輕五月六月陽

氣已盛為寒所折病熱則重七月八月陽氣已衰為

寒所折病熱亦微其病與溫及暑病相似但治有殊

耳十五日得一氣於四時之中一時有六氣四六名

為二十四氣也

仲景之云傷寒秖從寒字內分出表裏虛實豈從

襄秋有太王
亶父四字、
今叔和釋之
必將春正月
字演盡一部
刀令廣義而
周家一代世
紀才難盡行
豈不瀇過尼
父祇是尼父
矢鋪張揚厲
之春王正月
不作如是解
珠知春王正
月另有字法、
則知傷寒論
赤另有字法。

寒字內分春夏秋冬、故可汗篇云大法春夏宜發

汗、巳明說桂枝麻黃不單爲冬寒而設矣、至於四

季中並無冬宜溫之句可見四時中病俱從活處

看○推之溫病何莫不然但以汗下溫針之禁燥溫

病不同於傷寒之治○豈溫病一門又從表裏虛實

外○更分春溫夏溫秋溫冬溫之各自爲病乎據叔

和說○毋論四時中陽氣總無出頭日子寒氣總無

伏入之時萬一講及春傷於風則九十日內赤有

二十四番花信風應在人身上乎○只因有了一句

序例

九

式好堂

傷寒論後條辨

冬傷於寒春必病溫語似擾天紀無所不至遂令

仲景一部傷寒論活活遭瘟活活晦了二十四氣

然氣候亦有應至而不至或有未應至而至者或有

至而太過者皆成病氣也

據其語中應至未至等皆屬寒病氣皆屬熱無疑

矣却不說出叔和必自評曰深得文家含蓄體

但天地動靜陰陽鼓擊者各正一氣耳是以彼春之

暖爲夏之暑彼秋之忿爲冬之怒是故冬至之後一

陽爻升一陰爻降也夏至之後一陽氣下一陰氣上

也。斯則冬夏二至陰陽合也。春秋二分。陰陽離也。

如此經典勸你不賣弄也罷引來都與你一歲陽

氣總為寒折處有此二矛盾了。

陰陽交易。人變病焉。

變來變去只是溫據你說陰陽何曾交易。

此君子春夏養陽秋冬養陰。順天地之剛柔也。

一年四季都是溫病都是為寒所折欲養陽則碍

於溫欲養陰則碍於寒雖君子亦無所措手足矣

觀其引證處。何嘗自家折獄。

傷寒論後條辨　序例　十　式好堂

醫總求爐頭，輒云此藥春採花夏採苗，秋採葉冬採恨製就一味紫金丹延年却病人，可眼只須看病，換湯不換藥，取和榜來作例肉套頭目首段至此擋其話語氣不過·云此種病冬

小人觸冒。必要暴疹須知毒烈之氣留在何經。而發

何病詳而取之。

從頭至此只因仲景題面有一傷寒字。遂從冬寒

衍出春夏秋從春夏秋衍出二十四氣不過急題

緩做之法意從二十四氣衍出其胸中溫字來耳。

及到其間還是花拳花腳豈能如仲景之談溫病

針針見血曰太陽病發熱而渴不惡寒者爲溫病

云云乎若云仲景未出治法則視溫病爲六經外

之病乃可不然汗下溫三禁外尚不能從一百一

名傷寒大春名
溫病夏名熱
病四季搃名
時行傳變不
常害人最毒
酗荤辛苦之
小人启挑步
走尤多此病

人人肌膚中
各有暗毒藏
着自下似無
所將求必襲
暴於急須向
我早醫誰知
丁慣識此種
傷寒之氣窩
烈之氣竄在
何極而發何

十三方內隨證用藥真呆鳥耳仲景不欲以呆鳥

待天下故不出治若叔和之論溫病脈何須脈證

何須證凡四季中但有卒病只敎家人一檢曆日

便可範圍七八人家誰無曆日何故偏奉此例爲

神經寶籙此無他賣假方者偏會聚衆只是嘴裏

儘着他說試看開章至此豈非神仙化道中一副

賣帳排場套頭話卽是溫病何不直載於內經上

發明而衍又衍可曾有一句下手工夫賣帳家

慣用筌迻彼自擬筌着一句冬傷於寒春必病溫

序例

士

弍好堂

病詳而治之
各人有病自
家懵懂不可
縱意違師當
所錯過也

之內經便從此處倒流三峽水卽佛頭上着糞不
怕耳。
是以春傷於風夏必飱泄夏傷於暑秋必病瘧秋傷
於淫冬必咳嗽冬傷於寒春必病溫此必然之道可
不審明之。
須知此叚方是他證題處前面亂天地之經擾陰
陽之紀皆從此處杜撰出來世人不曾讀及內經
上下文誰不附會其言者按內經於冬傷於寒春
必溫病等句接連三見見而又見者恐人以辟害

意故復及之生氣通天論曰凡陰陽之要陽密乃

固兩者不和若春無秋若冬無夏因而和之是謂

聖度故陽强不能密陰氣乃絕傷於寒等因二句即下文冬陰

平陽秘精神乃治陰陽離決精氣乃絕因於露風二句即下文春

乃生寒熱必病溫等因二句即下文春是以春傷於風邪氣留

連乃為洞泄夏傷於暑秋為痎瘧秋傷於濕上逆

而欬發為痿厥冬傷於寒春必病溫四時之氣更

傷五藏金匱真言論曰夫精者身之本也故藏於

精者春不病溫夏暑汗不出者秋成風瘧陰陽應

傷寒論後條辨

象論曰天有四時五行以生長收藏以生寒暑燥

溼風人有五藏化五氣以生喜怒悲憂恐故喜怒

傷氣寒暑傷形暴怒傷陰暴喜傷陽厥氣上行滿

脈太形喜怒不節寒暑過度生乃不固故重陰必

陽重陽必陰故曰冬傷於寒春必病溫云云懍內

經之旨春傷於風等四傷字是內傷之傷非外感

之傷風暑溼寒是令氣之風暑溼寒非外邪之風

暑溼寒也至洞泄痎瘧欬逆病溫方是外邪几人

五藏氣合乎四時五行春當風木主令之時萬物

發陳有違聖度而傷及肝是為春傷於風謂失春
氣養生之道也夏當暑火主令之時此謂蕃秀有
違聖度而傷及心是為夏傷於暑謂失夏氣養長
之道也秋當濕土燥金主令之時此謂容平有違
聖度而傷及土金是為秋傷於燥濕謂失秋氣養
收之道也冬當寒水主令之時此謂閉藏有違聖
度而傷及腎是為冬傷於寒謂失冬氣養藏之道
也凡此者陰陽離決精氣乃絕傷在藏矣以其乘
令尚可禦邪令氣一去因於露風寒熱乃生凡洞

傷寒論後條辯　序例　十三　式好堂

明說出非因於暑汗煩喘渴及汗出而散之傷暑

傷營之傷寒矣以夏暑汗不出互去夏傷於暑字

篇直以冬不藏精互去冬傷於寒字明說出非寒

肯恐人誤以傷寒等字認作外因故於金匱真言

不收肺氣焦滿逆冬氣則少陰不藏腎氣獨沉同

變逆夏氣則太陽不長心氣內洞逆秋氣則太陰

傷字與四氣調神論逆春氣則少陽不生肝氣內

時之氣更傷五藏也此處傷字方是外傷從前四

泄痎瘧欬温熱等病乘退氣而各進矣何也四

矢仍恐人於傷字上狐疑更於陰陽應象篇連舉
數傷字而以厥氣上行滿脈去形喜怒不節寒暑
過度生乃不固推出重陰必陽重陽必陰之故見
皆我於不節過度處傷及寒臟之令氣暑臟之令
氣非關表之寒邪我傷暑邪我傷也豈唯不我傷
其得過時而病者尚齊我氣主令客氣不能預侵
也只觀其名篇之義曰生氣通天曰金匱真言曰
陰陽應象及三篇全文讀之何嘗一句涉着外感
況靈樞中亦有冬傷於寒春成癉熱等句更承一

傷寒論後條辨　序例　西　武好堂

傷寒論後條辨

筆曰此陰陽之變也見此等病不可作經常看承

叔和豈是看得出經旨者只據白文上有一冬傷

於寒春必病溫字樣仲景傷寒中殊未拈出便不

禁抓耳咋腮任從無中生有演出中而即病者名

曰傷寒不即病者寒毒藏於肌膚至春變爲溫病

至夏變爲暑病以及春夏多溫熱病皆由冬時觸

寒所致種種胡談方自喜偷得內經爲談天衍而

不知春雨如膏之內經已揑成一周文王似燕餅

之內經生心害政令千百年來舉國如狂於周文

前曰名同即
同則孔十二
一師夫子人人
智之但未知
夫子欲之
夫子與時之
後言見夫子
亦是此夫子
否

王之蒸餅不復覓及春雨如膏句炙可歎可恨○

經曰智者察同愚者察異病有名同而不必同證

同而不必同者俱要同中察異余更得言之春傷

於風由奪去春升藏令肝虛故升從降遷過時而

得發泄發泄者完穀不化土無水制也夏傷於暑

由奪太夏炎藏火心虛故熱從寒化過時而成瘧

瘧疾者陰瘧也評瘧篇云以秋病者寒其之謂

秋傷於濕者由奪太秋收藏液肺虛故葉焦得燥

過時而病欬嗽上逆發為痿厥卽欬嗽頻冤是腎

傷寒論後條辨

序例

式好堂

邪医之温泄
瘧欬皆邪氣
盛則實之病
此處之温泄
瘧欬屬內傷
乃正氣奪則
虛之病

氣之逆之謂冬傷於寒是奪太公冬寒藏水腎虛故

水竭熱生過時而病温與經文冬傷於寒春為瘧

厥同因謂腎衰於下也四時之氣更傷五藏兒此

種之温之泄之瘧之欬與外因之温泄瘧欬絕不

伴故曰此陰陽之變也盖陰陽離決精氣乃絕是

諸證受病之源而温泄等病乃從藏氣上發出來

治此者仍從藏氣上求法溫要益精泄要養木瘧

要助火欲復液若作尋常之温泄瘧欬來治必

致傷生奈何以此之傷於寒混入仲景之傷寒病

而曰凡傷於寒即爲病熱乎

傷寒之病逐日淺深以施方治令世人傷寒或始不

早治或治不對病或日數久淹困乃告醫人又不

依次第而治之則不中病皆宜臨時消息制方無不

效也

此段說話毋論浮泛之極只就傷寒之病四字論

之其承上文溫病言傷寒乎亦剔出溫病言傷寒

乎并下段合是一條則二條之前是古之人古之

人二條後也是古之人古之人何故著此二條爽

信集之病述
口淡深至困
乃告醫迷招
病人豢、就
我醫療之道
又恐病家跳
續故有豎人
之不依次第
而治之則不
中病一番叮
囑末二句無
不效也四字
自是包念受
謝口吻

七夾八文字此等章法真令人模頭腦不着但據
其云逐日淺深以施方治則知其胸中無六經而
只計目之次第以施杲方矣此句自覺破綻因足
上一句曰臨時消息制方無不效也仲景一百一
十三方皆是配制在先臨時只觀其脈證主之或
宜或與何嘗臨時制方必臨時消息而制知其胸
中不但無脈無證并無仲景之一方矣此等家秘
壹非仲景所痛斥爲不念思求經旨演其所知
封斯須便處湯藥者乎

今搜採仲景舊論錄其證候診脈聲色對病真方有
神驗者擬防世急也

仲景之書自足千古何必其搜必搜而後有傷寒
論則仲景之金匱要畧何以不因其搜而日月中
天也後人因搜之一字遂妄擬仲景尚有雜病論
軼去以致溫病失詳不知仲景自序巳云傷寒雜
病論合十六卷矣何嘗有軼並示其書非傷寒書
遂承之云雖不能盡愈諸病庶幾可以見病知源
今卽以搜字歸功於叔和亦胡不可但叔和意不

序例

六

武好堂

奴和麦傷寒
蓋而為例者
不過以其家
技稱為活套
字樣全未必
活人先死矣
昔徐鏡之為
辨惑論有云
今世兒險之
徒想邪字義
輒撰醫方未
闢軒岐不師
仲景如金匱
鈎玄之鈎鐮
人古今醫鑑
之成盛鈒諸
證辨疑之交
孙奕與夫盤

在○居功論指為舊明傷寒已有新翻樣式此等不
合○時宜之論當憂憂乎陳言之欲去矣云搜云探
云錄皆極其網羅短中取長之意故將六經丟開
以逐日淺深自有方治凡醫人不依次第者皆因
六○經之說生其岐惑也言證候診脈并及聲色直
以脉證等之皮毛工夫至云對病真方則言外便
有○不對者矣云有神驗者則言外必有不驗者矣
仲景之書窮年皓首優游歲月尚不能窮其底蘊
豈是一部防急之書防急者猶云備用也擬急對

學入門之末入門萬病回春之刑少春醫學正傳之大其傳諸如此類不可枚舉余謂此等尚可恕及至于叔和之序例實是傷寒家一道見催瞟醫家經永而仲景先須焚去此殿則亦藤德四十九日羅天大醜世。

病而防明說居恒用他不着亦不必看着他此處

無故提出一仲景而於字句間皆作咬牙寒澁之

狀無非欲人於此一對勘以顯出巳之逐日淺深

以施方治為心盜臨時消息制方無不效也為神

秘耳無禮於仲景如此揣其意不過當時仲景名

高視其書則下士聞而大笑者也故遂列其家技

於前作一賣藥招牌以標榜國中但求其術之售

不求其書之售為桀為堯一任後人分笑罵不意

後之讀其書者目是亦堯而巳矣一人云然千人

傷寒論後條辨　序例

七

式好堂

不敢廢也以一副賣藥招牌竟博了千年俎豆則

黃袍遮身或亦非其夢想所及者乎

又土地溫凉高下不同物性剛柔愛居亦異是故黃

帝與四方之間岐伯羣四治之能以訓後賢開其未

悟者臨病之工宜須兩審也

此段文字既非承上又非起下何從嵌入只要從

天說到地從地說到物以爲淵博過於仲景遂不

論文之片叚胡亂砌入耳觀起處一叚字及臨病

之工二語分明指出仲景之缺陷以示眾工不知

今人招牌上
廣行四時傷
寒字樣矣余
頃欲樹一南
北俗家寒招牌
何如

仲景之不言天地無處不範圍著天地經云言天
者求之本言地者求之位言人者求之氣交故曰
數之可數者人中之陰陽也仲景只從人身中之
陰陽部署以太少正厥之六經則天地之至數合
於人形氣血可以決死生可以處百病可以調虛
實而處邪氣叔和於人形身上毫無著落而偏會
說天說地較之仲景有盡人盡鬼之異矣然則叔
和之說天說地祇是說鬼話耳不道世間同是
輩東坡居士最喜者是聽人說鬼

傷寒論後條辨 序例

武好堂

凡傷於寒則爲病熱熱雖甚不死若兩感於寒而病

者必死。

前面説話俱是鳴鑼擊柝以作先聲此後方是一

聲砲響大開轅門排下天門陣按定了九宮八卦

大破仲景之傷寒大破仲景之六經大破仲景之

一百一十三方三百九十七法有人代仲景道個

不字上面隱隱臨着一位黃帝作主帥旁邊隱隱

坐着一位岐伯作軍師你可知道他是英傑覷覷

叫你化爲醯醬指指叫你變作膋血余此際安敢

效秦庭之哭只向轅門外探走一週遭看太陣法

却是錯排來見混的便猜破他上面臨的主帥是

一假黃帝旁邊坐着的軍師是一假岐伯解鈴何

須繫鈴人急急請到真黃帝真岐伯排下了真天

門按定了真九宮八卦又何必破他陣法坐見真叔

和倒也決撒了也緣昏迷人看文字祇是不看題

目叔和於傷寒論題目失之太一論字任他橫說竪

說盡成蠹賊今於此篇文字瞧了眼不看內經題

目自是熱病論乎余祇將內經衍出全支則叔和

傷寒論後條辨

九

武好堂

應無地縫可鑽入矣接素問熱病論篇次屬三十
三接上三十三的便是刺熱篇評熱病篇三篇文
字合籠看來方知叔和之為孤鳴鬼嘷也 熱病論
黃帝問曰今夫熱病者皆傷寒之類也或愈或死
其死皆以六七日之間其愈皆以十日以上者何
也不知其解願聞其故 開口便道破熱病為傷
之類其奧傷寒自是兩病可知兩病何以復云傷
寒之類益傷寒有統屬之傷寒有分隸之傷寒病
一指經言所該者廣卽下文巨陽主氣之謂凡病

從皮毛得而屬於大陽經者皆得謂之傷寒一指

證言指定一病於太陽經中分出其有發熱惡寒

頭身痛骨節疼無汗而喘脉陰陽俱緊者方得名

為傷寒病其外風暑淫熱等病不必如傷寒此一

病之脉之證而為傷寒之類則一以其同屬於太

陽經故也觀熱病下着一皆字明熱病外同為傷

寒類者且多也故謂熱病為傷寒之類則可謂傷

寒為熱病之類則不可傷寒猶寧國嘉興之有府

縣而傷寒之類則寧國縣之外有蘭陵涇縣嘉興

縣之外有平湖秀水蘭陵涇縣不必其縣之寧國

傷寒論後條辨　序例　二十　式好堂

傷寒論後條辨

而可解寧國平湖秀水亦不必其縣之嘉興而可
偶嘉興以其府屬則同也以其府屬之同而得名
為寧國嘉興者遂謂寧國府府總是蘭陵
涇縣嘉興府總是平湖秀水共可乎對曰巨易者今叔和意
在混傷寒於熱病遂抹去此此首一問
諸陽之屬也其脉連於風府故為諸陽主氣也此
明熱病得類於傷寒之故太陽一經為諸陽之統
屬而脉連風府職司乎表故凡諸陽經之病屬在
氣分者皆其所主雖非傷寒而總得稱為傷寒也
以之傷於寒也則為病熱熱雖甚不死人之傷於
寒也則為病熱十字連讀也字斷而未斷之辭語

氣現成之極蓋即冬傷於寒春必病溫一語於此
重敘起耳傷於寒即冬不藏精之傷寒與傷寒之
類之傷寒字貼在熱病上作外感說者迥別只因
冬傷於寒四字來歷經文已疏而再疏不必夜及
而溫之證候未經敘及故摘出此字名篇而詳及
之其易溫云熱者以夏至前為溫夏至後為暑溫
不足該之而有熱無寒則均也熱雖甚三字即指
下文六經中所見諸熱證而言傷寒必惡寒表雖
熱而裏無熱溫病一起表裏俱熱挨經而日增劇

勢之難遏似不同於傷寒然熱從經迊未連及藏○

故雖甚不死今叔和於本文除去一也字加上一

凡字不復領畧及傷於寒爲藏氣受傷之令寒竟

爲一矣○其兩感於寒而病者必不免於死○兩感字

之熱套上傷寒發熱之熱李鬼李逵從此混黑白○

將世間寒傷營之病盡貼合作熱病而以熱雖甚

指病源病字指溫兩感於寒謂冬不藏精而傷於

寒者犯之再犯也腎氣日衰陽氣獨勝經與藏兩

傷矣故見溫而不免於死經曰二陽俱擾其病溫

死不治不過十日死是也若作表裏兩感上看卻

論仲景治法多端卽叔和後邊亦云兩感病俱作

治有先後發表攻裏本自不同安見此處之兩感

爲必死乎總因傷寒字之源頭被亂名不正則言

不順矣○○○○○○○○○○○○○○○○○○○○○○○

尺寸俱浮者太陽受病也當一二日發以其脉上連

風府故頭項痛腰脊强尺寸俱長者陽明受病也當

二三日發以其脉挾鼻絡於目故身熱目疼鼻乾不

得臥尺寸俱弦者少陽受病也當三四日發以其脉

傷寒論後條辨

循胸絡於耳故胸脇痛而耳聾此三經皆受病未入
於府者可汗而巳尺寸俱沉細者太陰受病也當四
五日發以其脉布胃中絡於嗌故腹滿而嗌乾尺寸
俱沉者少陰受病也當五六日發以其脉貫腎絡於
肺繫舌本故口燥舌乾而渴尺寸俱微緩者厥陰受
病也當六七日發以其脉循陰器絡於肝故煩滿而
囊縮此三經皆受病巳入於府可下而巳若兩感於
寒者一日太陽受之卽與少陰俱病則頭痛口乾煩
滿而渴二日陽明受之卽與太陰俱病則腹滿身熱

不欲食讝語三日少陽受之即與厥陰俱病則耳聾

囊縮而厥水漿不入不知人者六日死若三陰三陽

五藏六府皆受病則營衛不行府藏不通則死矣其

不兩感於寒更不傳經不加異氣者至七日太陽病

衰頭痛少愈也八日陽明病衰身熱少歇也九日少

陽病衰耳聾微聞也十日太陰病衰腹減如故則思

飲食十一日少陰病衰渴止舌乾巳而嚏也十二日

厥陰病衰囊縱少腹微下大氣皆去病人精神爽慧

也

帝曰·顧間其狀·狀字指熱言·故下文皆詳及熱狀

以熱病而稱曰傷寒之類其間必有類於傷寒之

狀有不類於傷寒之狀故以爲問○岐伯曰傷寒一

曰巨陽受之·故頭項痛腰脊強·二日陽明受之·陽

明主肉其脈挾鼻絡於目·故身熱目疼而鼻乾不

得臥也·三日少陽受之·少陽主膽其脈循脅絡於

耳·故胸脅痛而耳聾·四日太陰受之·太陰脈布胃

中·絡於嗌·故腹滿而嗌乾·五日少陰受之·少陰脈

貫腎絡於肺·繫舌本·故口燥舌乾而渴·六日厥陰

受之，厥陰脉循陰器而絡於肝，故腹滿而囊縮三

陰三陽五藏六府皆受病營衛不行不通則

死矣。熱病之狀其得類於傷寒者以六經之所主

及其脉之所挾所絡所循所布所貫所繫等同於

傷寒人可於此識府藏之經脉耳究竟傷寒是寒

熱病是熱類中自有不類處人當於此別見證之

源頭也一日巨陽受之頭項痛腰脊強類也其不

類者傷寒必惡寒此不惡寒表裏皆熱故也二日

陽明受之身熱目痛鼻乾不得眠類也其不類者

西武彴堂

惟三陰經之
熱證已傳而
三陽經之熱
證不罷故後
面有七日巨
陽病衰頭痛
少愈八日陽
明法衰身熱
少愈等云云
也

傷寒論從修纂

傷寒入胃此不入胃入胃則不傳故也三日少陽
受之胸脅痛而耳聾類也其不類者傷寒則往來
寒熱此不往來寒熱有半裏熱無半表寒故也傷
寒熱三陽為盡三陰方受邪熱病則三陽證不罷
熱病則三陽三陰只有熱而無寒蓋此熱自冬不
三陰證緊按上傷寒則三陽經屬熱三陰經屬寒
藏精而傷於寒時已從藏氣釀成至春陽發動從
前所釀之藏氣盡成病氣分布出來雖經絡有三
陽三陰之不同而所受者只此陽熱之一氣為布

現四日輪太陰受之則腹滿嗌乾仝不類傷寒腹
滿吐利食不下之太陰也五日輪少陰受之則口
燥舌乾而渴雖類傷寒少陰貫跌陽之一證而總
不類傷寒脉微細但欲寐之少陰也六日輪厥陰
受之則煩滿而囊縮在傷寒煩或有之而却不類
傷寒食不下卽吐蚘之厥陰也傷寒三陰受病
不及三陽三陰受病不及三陰以五藏六府表裏
各別故也今則三陰三陽五藏六府皆受病不急
施治與治不得法從此而營衛不行五藏不遍不

序例

五五

武妶堂

文經云尺膚
視其脈躁
者病溫由浮
長弦沉細緩
六字並躁盤
字何涉

必兩感亦死證矣吉凶危候視傷寒何曾天淵豈

可混也經旨如此今叔和欲將傷寒扯入熱病遂

於三陽經加上一尺寸俱浮尺寸俱長尺寸俱弦

之脈於三陰經加上一尺寸遂沉細尺寸俱沉尺

寸俱沉緩之脈彼見經文上無有脈法遂可恣其

杜撰不知熱病之脈經文已於後篇評熱論補出

脈躁疾三字矣師仲景論中脈數急為傳之數急

字也數急字緊對論中脈若靜者為不傳之靜字

看浮長弦沉細緩皆不傳之靜脈與傳經之熱病

盜則從溫脈
則從傷寒此
甚得幽閫記
間玄鋪下兩
酒保打掃一
張床之法可
笑世人兩皆
之省却和
關和

傷寒論後條辨

序例

何干熱病經雖傳而所傳者固非熱首尾只此一
箇病因故數急外無他改移雖六經各有見證其
為陽旺陰衰津液內竭之診則一○若傷寒則病隨
經變脈輒從病轉其虛實寒熱等一經有一經之
病○則一經之脈故治法有實表發汗吐下
和解溫經等之不同一皆配著脈法而處治今敘
以此等脈法套上熱病熱病為陽浮弦長登是
兩陽合明火邪熏灼之脈○至於加三陰經以沉微
緩則是陽病見陰脈者死矣經文又何以云熱雖

三六

式好堂

甚不死此等處關係豈小何至欺世皆聾瞶任其

意中纂亂盡行紊去經常思之令人髮指至於本

交受之云者緣未病之先經絡巳是陽熱布滿

挨到便現六經皆巳然而然之事令叔和於之字

上換去一病字則未受之前無病氣病從經到方

受與傷寒之續淂轉屬證何異受則病不受則不

病六經不應傳遍矣熱病之傳經限定一日者如

刻香而燃頭尾香料於未燃之先巳經刻定只消

燃起逐段挨去總無差昴所以仲景云二三日陽

殊途經同而病異處總不管理但於經文有不合不着內經之六經遂引來鬬仲景之謬其間寒熱删去緣叔和援經之意見仲景論中之六經總配尚引日再逆促命期一段說話在內了叔和何故針皆能令營衛不行五藏不通隱然有仲景一逆惕人以死字明此病不同於傷寒誤汗誤下誤燒移若云傷寒期并無定本經叙及三陽三陰後仍今於一日二日等下各加一字若云熱病豈容游明少陽證不見者爲不傳也兩日內便要該兩經

不滿。舌苑已而囓。十二日。厥陰病衰。囊縱少腹微

病衰。腹減如故則思飲食。十一日。少陰病衰。渴止

衰身熱少愈。九日少陽病衰。耳聾微聞。十日太陰

感於寒者。七日巨陽病衰頭痛少愈。八口陽明病

何不以內經爲鋒鏑。是又叔和之罪人也。其不兩

山河帶礪之文爲歌爲賦無不以之從君之惡幾

從正其舛訛反以此篇僞例竟作了六經中一篇

頭船小人之中庸也。小人而無忌憚也。何後人無

處○輒竄改一二字漆捏一二句以端定寒熱之兩

仲景所云太
陽病頭痛至
七日已上自
愈者以行其
經盡故也上
指此之謂

下大氣皆去病日已矣傷寒過一經即罷一經其

衰而愈也只從本經得解便已而傳與罷總無次

第熱病必傳遍六經方得從頭罷去傳與罷次第

俱限目子以從前各經皆為陽熱所布伏故毒熱

必從頭次第發得出來真陰方從頭次第復得轉

去萬無中止之理亦萬無越次之理其病與小兒

痘疹頗似傷寒中總無此證真可謂之異氣耳熱

與寒異也寒不傳經熱必傳經今叔和倒於本文

上增上更不傳經不加異氣八字既不傳經則太

傷寒論後條辨

卓阿

二六

式好堂

陽病一衰便是愈期八日之陽明病衰九日之少

陽病衰及十餘日之三陰病衰諸經何處得此病○

而衰豈六經逐日直中得之耶至云不加異氣則○

即其所謂中而即病之傷寒矣兩感外又不應有○

溫病着此二語掩飾其於內經並非抄自實是增○

刪手秘而滿紙荒唐遂至自講自不信帝曰治之○

奈何岐伯曰治之各通其藏脉病日衰已矣其未○

滿正日者可汗而巳其巳滿三日者可泄而巳汗○

泄二字俱是刺法故云各通其藏脉刺法有淺有

各迎其藏脈
謂熱病五十
九穴皆熱之
左右也及取
之諸陽五十
九刺之屬也
病日衰者謂
今且得汗待
時而已待馬
者七日巨陽
病衰頭痛少
愈云云之謂
也

深故云可汗可泄法詳刺熱篇不多援乃靈樞熱

病篇亦云熱病三日而氣口靜人迎躁取之諸陽

五十九刺以泄其熱而出其汗實其陰以補其不

足其可刺者急取之不汗出則泄故本文於汗泄

下著而已二字見刺法外無他治隱然伏有仲景

汗下溫針之禁矣但仲景不言刺法已於刺法外

另領會及內經意按刺熱篇其中有一條云治諸

熱以飲之寒水乃刺之必寒衣之居止寒處身寒

而止也從此推之仲景法中豈無一二方藥可以

以刺法之汗

泄改爲藥法

之汗下桂枝

下咽固斃矣

元

式好堂

神丹又不斃
千承氣入胃
同亡矣甘遂
又不亡乎运
今宪覗葴道
何莫扎此處
之二字犽？
鋒矢鐵讀？
直谷人寒心

○代○此四寒字者于何物叔和竟以府字換去葴脉

字而以下字換去泄字筆尖一動宪魂葴道千載

求誰復於汗下二字外一從内經檢及洗宪錄也

○帝曰其病兩感於寒者其脉應與其病形何如岐

伯曰兩感於寒者病一日則巨陽與少陰俱病則

頭痛口乾而煩滿二日則陽明與太陰俱病則腹

滿身熱不欲食讝言三日則少陽與厥陰俱病則

耳聾囊縮而厥水漿不入不知人六日死帝曰五

葴已傷六府不通營衛不行如是之後三日乃死

傷寒論後條辯

何也岐伯曰陽明者十二經脉之長也其血氣盛

故不知人三日其氣乃盡故死矣 兩感於寒者病

六字作一句讀兩感於寒指病源病字指溫兩感

非表裏俱病之謂仲景論中治表裏俱病之法多

端何嘗有兩感之說凡兩感病俱作發表攻裏本

自不同叔和之胡談而後人俱宗之爲支派也

兩感俱指藏中令氣謂逆冬氣而傷之復傷也後

篇所云是人者素腎氣強以水爲事者也水指腎

精言初然之感已是寒水被傷陰虛而陽湊之矣

傷寒論後條辨

孤陽獨留其
陰巳絕于頭
一年矣。

然感雖深而伏之淺其間微陰巳有所復若不待

春陽發動寒水奪而再奪則竭脂伐髓傷由藏而

并連及府故次年病溫輒見雙傳推其由來得之

冬時之兩感即後篇所謂陰陽交之病也一府一

藏陰陽交而以火作合也人身一水不能勝兩火

況水亦是火以之布滿於府藏營衛間如燔如炙

寧不速死然陽明有氣尚能遲之三日可見不成

死證之溫病便宜留此胃汁不容汗下溫針之重

奪矣余甚懼世人有了叔和可汗可下法遇此證

傷寒之熱、
在皮膚也從
皮膚而積漸
入裡然病之
熱、在骨髓
也從骨髓而
陳然達表、

而不自尋死路者幾希　凡病傷寒而成溫者先夏

至日者為病溫、後夏至日　凡病暑暑當與汗皆

出勿止。內經全文俱是說熱病恐人失去了冬傷

於寒春必病溫之題目故以凡病傷寒而成溫者

八字結出之見其言熱都是言溫也溫病已成在

春不發在夏亦發溫與暑實是一病與時令之溫

病時令之暑病從外得之而各自為病各不傳經

者不同熱病中之溫暑與溫暑中之溫暑且是兩

種豈是溫熱病之名傷寒者即傷寒病之名傷寒

傷寒論後條辨

序例

三十一

武林堂

起句人之傷
於寒也則爲
病乾縮句凡
病傷寒而成
溫與中間傷
寒一日巨陽
受之二傷寒
字俱是冬
於寒春必病
溫之傷寒字
此寒在天爲
令寒在人卽
爲戾氣一不
所傷當時乘
狂本覺其病
過時病必見
夫病雖見出
溫來而溫室

者哉論春夏之病根何嘗不種於冬時但所種者

原是熱不是寒若云寒毒藏於肌膚至春變爲溫

病至夏變爲暑病則今冬種桃明年變出李今冬

種麥明年變出禾世間無此病妖暑當與汗皆出

是溫病傳證中遇暑則增此一證戒勿止者謂汗

之與泄刺仍治溫不當治暑也治暑兼斂汗治溫

要符汗但用不得辛溫發散耳一篇經文被叔和

竊來當作天狗令仲景一部明徹九州之書被蝕

者千百餘年余特從其所竊處搜出賣假香手段

歷於冬時之
之病及傷寒也
傷寒時便已
成溫過時方
癸貝此一個
病傳到底何
嘗變出來

彼自無假可賣矣緣叔和玩弄世人者拍書內經
之傷寒混入仲景之傷寒使仲景自多矛盾自多
破綻耳不知傷寒字有三解一曰傷於寒一曰傷寒
病一曰傷於寒傷寒即難經所云傷寒有五及正
經自病五邪所傷之謂仲景以傷寒名論者主此
傷寒病即難經有五中分出之一病素問所謂兩
實相逢衆人肉堅必重感於寒內外皆然之病仲
景論中大陽病或巳發熱或未發熱必惡寒體痛
嘔逆脉陰陽俱緊名曰傷寒者主此至若傷於寒

傷寒尚論後條辨　序例　　式好堂

傷寒論後條辨

則非病也○乃溫病所受之源頭○素問所云冬不藏

精○陽強不密精氣乃絶之謂○其發爲病則仲景論

中太陽病發熱而渴○不惡寒爲溫病者○近此溫病

對傷寒病言爲兩岐○溫病對傷寒言爲統屬傷寒

所統屬者該而廣○熱病其一耳○溫病對傷於寒言

爲胎系○冬傷於寒是從母腹中受妊○寒水被傷而

陽熱遂胎於此○至春必病溫○則其出胎成人時也○

六節藏象論曰○腎者主蟄封藏之本○爲陰中之少

陰○通於冬氣○冬氣二字即寒字之解○經脈篇曰春

夏秋冬四時陰陽生病○起於過用○過用二字即傷字之解○三傷寒各還他

此爲常也○

來歷則熱字各有所貼矣有在表之熱經曰風者
百病之長也今風寒客於人使人毫毛畢直皮膚
閉而為熱此熱字是惡寒發熱之熱也有人裏之
熱經曰人傷於寒而傳為熱者何也對曰夫寒盛
則生熱也此熱字是惡寒將自罷卽自汗出而惡
熱之熱也二熱字雖不同要不過一病而分表裏
究其病根總是傷寒得來與人之傷於寒也則為
病熱二字兩無干涉熱病之熱熱從根上發出來
表裏經絡俱是熱氣所敷布又非陽明入胃之裏

熱故得名之爲熱病與前熱字之屬證而不屬病

者不同如此分疏開去則寒自是寒熱自是熱寒

自是寒則說熱亦是說傷寒中之熱非熱病中之

熱字也熱自是熱則說傷寒亦是說熱病中之傷

寒非傷寒中傷寒字也寒熱各不模糊則殺人者

曾參曾參究竟不殺人叔和無從影射使千年蒙翳

靉靆雲開仲景之日月人皆仰之矣﹝按﹞﹝依人﹞

施按內經此種之溫病似與仲景之論溫病尚有

別疑非近今所恒見病固有有於古按之今則亡

亦有於今合之古則亡者不可一例論也然亦

未始不可一例論也溫病亡於今余不敢臆測若

痘疹之亡於古則確然者看來二病頗相類或者

古人無痘疹則淫火蘊蓄於胎中者未經發泄陰

精所奉故人多年壽而發之於病輒多陽熱證責

陰水不足者居多今人有痘疹則淫火稟受於胎

中者發洩無餘陽精所降故人多年夭而發之於

病輒多陰寒證責之陽火不足者居多不然溫病

之來路與痘疹之來路其蘊發於先天之相火者

何其同其病熱而得類於傷寒者何其同其熱雖
甚而不死者何其同其死皆以六七日之間其愈
皆以十日以上者何其同其三陽三陰皆傳遍而
無差日者何其同其病衰則逐日愈從無間經
而愈者何其同不寧是也痘疹以面上紅點所見
處定五藏之部位而熱病亦以左頰先赤者屬肝
熱病右頰先赤者屬肺熱病等分五藏證之見於
面痘疹以一齊擁出爲不治熱病亦以表裏雙傳
爲不治種種大同小異故余妄臆古人有溫毒由

於無痘疹．今人有痘疹定當無温毒也固然不然

未可知之辟然評熱論曰巨陽主氣故先受邪少

陰與之爲表裏得熱則上從之則厥也以痘

疹之身熱足冷徵之病頗同源至於熱病之治表

裏刺之飲之服湯則痘疹雖刺法無傳然用辛涼

而首尾不可汗下又未始不同在簡中也姑妄言

之以俟高明 痘疹漢前已有扁鵲有三豆飲洇蒉法．

若過十三日以上不間尺寸陷者大危．

此等蛇足可以勿找接上前面使人知是内經增

傷寒論後條辨　序例　二五　式好堂

頂上。

嶇導戴在執病

三分帽何必

刪手秘補遺較原本多脈法固非直寫耳。

祇叔和者遂
於傷病分為
一叚而陀以
知母麻黃湯，
鱉甲散等左。
可笑疴矣。

若更感異氣變為他病者當依舊壞病證而治之。

仲景之於病有併有合有轉有屬有誤致有續得。

一病自有一病之來路一病之去路未有從空變

出來者變病見於倒中者重重疊疊祇是冬傷於

寒春必病溫一語展轉不能去臆遂覺病上有無

限孫行者毫毛耳以余看來孫行者變法多端至

於變作猢馬溫得無亦是害了傷寒上得來的若

夫傷寒壞病似可擬之為變以誤汀誤下誤溫針

為醫所壞巳經失去本來面目也。然此際仲景亦
無法可依祇日觀其脈證知犯何逆隨證治之。今
有舊證可依則壞病有現成之壞病。依然病內之
金剛身矣。何得云壞叔和只依樣葫蘆得仲景二
字便是似我者死筭計總不如望望然去之為妙。

若脈陰陽俱盛重感於寒者變為溫瘧。陽脈浮滑陰
脈濡弱者更遇於風變為風溫。陽脈洪數陰脈實大
者更遇溫熱變為溫毒。溫毒為病最重也。陽脈濡弱
陰脈弦急者更遇溫氣變為溫疫。以此冬傷於寒發

為溫病，脈之變證方治如說。

五十八難曰：傷寒有五，其脈有變否。○變者，不然傷

寒有五，有中風，有傷寒，有濕溫，○即濕熱病，有暑熱

有溫病，其所苦各不同，形中風之脈陽浮而滑陰

濡而弱濕溫之脈陽浮而弱陰小而急傷寒之脈

陰陽俱盛而緊濇熱病之脈陰陽俱浮浮之而滑

沈之散濇溫病之脈行在諸經不知何經之動也。

難經之原文如此，蓋以几病從太陽寒表得之者，

皆得各之傷寒。而其為類則不同，恐人混作傷寒

想足江河上
慣了手段不
知不蹈中自
令病亦覺由
大變金錢小兒
凌金錢小
吹燈八仈匙
毒等諸妙訣
在他三拮下
乐不知此那
稱閙手

故特從脉上辯出風寒暑濕溫熱來不令人混同
庶冶也何意泰越人方欲從傷寒之類四字上分
出求耳叔和竟將傷寒之類四字上合將去更可笑
者脉上不生出病劈空變出病來脉亦是冬天害
過傷寒病平試將難經原文一讀病從脉上叫起
倒懸之屈求奈何只據其意不過援類而及之以
根據冬傷於寒發為溫病之傷寒字耳試思以此
二字如何接得下脉之變證方治如說方治三字
從何着落看來叔和實是文理一字不通扯來扯

去還係偁代之筆意。在做一溫元帥發科賣藥故。

凡遇七十二變。相俱丞丞關入瘟部。亦不顧其是

我族類。非我族類耶。

益以滋甚。時氣不和。便當早言。聾其邪由。及在奏理。

凡人有疾。不時即治。隱忍冀差。以成錮疾。小兒女子。

以時治之。罕有不愈者。患人忍之數日乃說。邪氣入

藏。則難為治。此為家有患備慮之要。凡作湯藥不可

避晨夜。覺病即宜便治。不等早晷。則易愈矣。若

或差遲。病即傳變。雖欲除治。必難為力。服藥不如方

他醫只見療
病⋯⋯足教
人孝順父母⋯
零育妻孥的
先生⋯
怃尼勞觀者
彌嚙故有縱
意達師云云

法、縱意達師不須治之。

前面說天說地現出無限藍面療牙之相忽然收

到深閨臥榻作此一段殷勤欵囑之語生旦淨丑

一時脚色各現無非欲此一篇說前上可以傾王

公大人下可以動巴人里嫗不怕藥肆中不擠倒

硃紅欄杆耳。

凡傷寒之病多從風寒得之始表中風寒入裏則不

消矣未有溫覆而當不消散者不在證治擬欲攻之

猶當先解表乃可下之若表已解而內不消非大滿

傷寒論後條辨　　序例　　三八　　式好堂

猶生寒熱則病不除若表已解而內不消大滿大寔

堅有燥屎自可除下之雖四五日不能爲禍也若不

宜下而便攻之內虛熱入協熱遂利煩燥諸變不可

勝數輕者困篤重者必死矣

熱病傷寒自是兩病熱病治法不可用之傷寒傷

寒治法不可用之熱病此叚文字何嘗不從仲景

論中撰搆出來但合之熱病題目又不無背盲了

自凡人有疾起至此叚止另是一人手筆前後筆

力煞是不同只有邏篇接湊處痕跡顯然因知溫

病之說并非出自胸中道聽竊取只要泰得一段
說話可以駭衆是其本心而流毒遂至於爲矢爲
医故術不可不慎也

夫陽盛陰虛汗之則死下之則愈陽虛陰盛汗之則
愈下之則死夫如是則神丹安可以誤發甘遂何可
以妄攻虛盛之治相背千里吉凶之機應若影響豈
容易哉况桂枝下咽陽盛卽斃承氣入胃陰盛以亡
通篇眞僞至此畢露緣其醫術僅有汗下二法而
汗下之藥僅有神丹甘遂二丸方當時必有從而

傷寒論後條辨   序例   式好堂

賣帳家自病
人身上五藏
六厭無不說
到只不知葫
蘆中所賣者
何藥此尚有
甘遂二字說
出賣是此味
已經爲人覩
破耳。

議之者又必有從而効之者盛名之下不拉倒仲
景○無以益其短無以顯其長故復借難經汗下語
作引頭難經如是解不如是解不暇懂也云神丹
安可以誤發正見其發之之不誤云其遂何可以
妄攻正見其攻之之不妄豈容易哉自誇之辭畢
見矣○抑桂枝所以顯神丹戒承氣所以逞其遂患
得患失之心惟恐仲景分去我之主顧特以斃亡
二字斷絕人於彼作飯依想
死生之要在乎須臾視身之盡不暇計日此陰陽虛

實之交錯，其候至微，發汗吐下之相反，其禍至速，而
醫術淺狹，懵然不知病源，為治乃誤，使病者殞歿，自
謂其分，至令冤魂塞於冥路，死屍盈於曠野，仁者鑒
此，豈不痛歟。

仲景序中作此等語者，憫宗族之淪亡而憤及於
醫見其作論之不得已也。叔和懷仲景之志，只須
例中推尊仲景，闡明論中大旨，雖桂枝能斃人極
辯仲景之桂枝不斃人，離承氣能亡人極辯仲景
之承氣不亡人，便是濟世心腸，何至效顰乃爾，觀

序例　四　式好堂

其冤魂塞於實路死屍盈於曠野二語皮裏春秋

明明指定桂枝承氣矣意中定是向人阻塞住仲

景然不打自供句句是他自已一篇招薞〇〇〇〇

凡兩感病俱作治有先後發表攻裏本自不同而執

迷妄意者乃云神丹甘遂合而飲之且解其表又除

其裏言巧似是其理實違夫智者之牽錯也常審以

慎愚者之動作也必果而速安危之變豈可詭哉世

上之士但務彼翁習之榮而莫見此傾危之敗唯明

者居然能護其本近取諸身夫何遠之有焉

巳上三段不
一過神丹廿遂
目是家傳登
容他人竊取
之意

胸中只有一熱病故溫字展轉不能去膻中

只有二丹丸故神丹廿遂展轉不能去膻前面之

兩感不過口澗此處之兩感實欲賣藥故亦不服

照應至於後面一段說話余逆其招牌上必有一

行云神丹廿遂只此一家爲真求者須認本齋

牌方不有誤仍有服藥方法及臨時應用湯藥等

不同者慎之

凡發汗溫服湯藥其方雖言日三服若病劇不解當

促其間可半日中盡三服若與病相阻即便有所覺

傷寒論後條辨　序例　式好堂

仲景論中何
嘗無此等語
訓但只桂枝
麻黃二湯便
有啜粥不啜
粥之別不似
此虛空空一
個藥袋上可
預填著水二
鍾煎一鍾溫
噢食前後查
人水再煎服
等一般套話

病重者一日一夜當晬時觀之如服一劑病證猶在

故當復作本湯服之至有不肯汗出服三劑乃解若

汗不出者死病也

為人作序例并病家服藥法詳悉如此仲景可汗

不可汗法中固不可無此功臣病家當喜懽覓藥

童子亦喜懽但問其發汗應用其湯則必曰臨時

消息制為無不效也

凡得時氣病至五六日而渴欲飲水飲不能多不當

與也何者以腹中熱尚少不能消之便更與人作病

也至七八日大渴欲飲水者猶當依證與之與之常

今不足勿極意也言能飲一斗與五升若飲而腹滿

小便不利若喘若噦不可與之忽然大汗出是爲自

愈也凡得病反能飲水此爲欲愈之病其不曉病者

但聞病飲水自愈小渴者亦強與飲之因成其禍不

可復數也

仲景一部論中汗法下法吐法和法溫法利小水

法精詳備細無不備具與水特其法外之一法耳

今獨於水法娓娓不竭蓋叔和以溫熱名病則與

水自是輕車熟路然此外何無一技癢處此之謂
黔之驢○

凡得病厥脉動數服湯藥更遲脉浮大減小初躁後
靜此皆愈證也○

說水法何其源泉混混說脉法搜盡枯腸於愈證
僅有兩滴墨汁此兩脉外還有愈脉否竊恐兩滴
墨汁還未必洒自胸中也○

凡治溫病可刺五十九穴又身之穴三百六十有五
其三十九穴炙之有害七十九穴刺之爲災幷中髓

三日可汗有
冲升三日可
下有廿遂又
何須用著道
計多刺穴有
了刺穴自是
附著善愛

也、

君子精於一藝又何妨闕其所不知○刺法中一泄

字且妄作爲下則此處之鬼薄亦不必從內經撰

而點之何如

凡脉四損三日死平人四息病人脉一至名曰四損

脉五損一日死平人五息病人脉一至名曰五損脉

六損一時死平人六息病人脉一至名曰六損

上條刺法從溫此條脉法又不從溫而何

故單言損至言損至而何故遺去至脉豈數疾脉

傷寒論後條辨

序例

大好堂

除去內經中
引證其餘自
始至終何莫
非皮毛上又
皮毛說話行
行更行。

無關於溫病而溫病脈自是二三息一至爲經常

耶即難經亦只言三呼一至曰死四呼一至曰命

絕此直講到五呼六呼上此無他因仲景序中有

短期未知決診一語故直從期日賣弄及時刻耳

斷法籜得醫門李淳風但傷寒熱病定相對而疾

首感頷曰吾輩死固死耳不料沉寒至於四損不

已而五損六損夫何死我于米池雪窖中也

脈盛身寒得之傷寒脈虛身熱得之傷暑

檬上下文讀去此二句經文何由得嵌入只爲句

尾在滿上方
一誤聚字一誤聚字
讀征人飼出
如作文家鋟
然題古者遇
享而時即之
等題不將學
字上所行字
狀逐倒填人
便是空踈無
去了

中有傷寒二字割捨不得欲安頻又無處安頻只
得將經文五氣字換作二脈字勉換在此良工苦
心極矣但經文不如是解說耳按刺志黃帝問曰
願聞虛實之要岐伯對曰氣實形實氣虛形虛此
其常也反此者病帝曰如何而反岐伯曰氣盛身
寒此謂反也氣虛身熱此謂反也氣盛身寒得之
傷寒氣虛身熱得之傷暑夫實者氣入也虛者氣
出也氣實者熱也氣虛者寒也內經之文是言人
身形氣之失常必有所得之由而特以傷寒傷暑

傷寒論後條辨　序例

四

式好堂

爲氣盛身寒、氣虛身熱者一推原之也陽氣盛之

人宜其身熱何以反常而身寒此必得之於傷寒

由寒傷形而不傷氣從前傷寒病其形故遂成一

氣盛身寒之軀陽氣虛之人宜其身寒何以反常

而身熱此必得之於傷暑傷氣而不傷形從

前傷暑病其氣遂成一氣虛身熱之軀夫實者氣

入也寒主秘固氣所以實虛者氣出也暑主疎泄

氣所以虛由是推之寒、熱在氣而不在形氣實者

身雖寒而不失其爲熱也氣虛者身雖熱而不失

最不通者是
叔和脉經今
人無不盛稱
之余亦欲二
三日內撰一
部學經只據
古今書上有
一學字輒分
門遂類不必
顧父交理顧
及氣脉或可
遠勝叔仲脉
古今必無此
一部學經之
理則古今登
容叔和有此
一部脉經乎

共為寒也經文之言如此何至換去一脉字以身
寒身熱貼在傷寒傷暑之證候上言不曰得之傷
寒得之傷暑直曰謂之傷寒謂之傷暑矣果爾傷
熱亦未始不溓淅惡寒顛倒錯謬祇圖賣弄內經
寒惡寒即有之身不但不寒而且發熱傷暑雖發
亦不自知其字義之通與不通真是無恥小人
脉陰陽俱盛大汗出不解者死脉陰陽俱虛熱不止
者死脉至乍疎乍數者死脉至如轉索者其日死譫
言妄語身微熱脉浮大手足溫者生逆冷脉沉細者。

傷寒論後條辨　序例　四五　式好堂

治病何難難在認病認病猶文家之認題題有題

此以前是傷寒熱病證候也。

爲第一以其爲禍根苗故也

應籌叔和爲第一。故千百年來之禍醫遂籌叔和

當世耳。何舉世無人看得他破千百年來之禍

肯根據仲景此等處都是與仲景放一頭敵以欺

能爲人防死能爲人救死叔和寧抄襲他人必不

此等脉法何處不可抄襲豈若仲景之脉中寓法。

不過一日死矣。

昔人有讀書
多而竅之爲
兩脚書廚者
余讀脉經却
笑叔和是脉
行一個經耙
不脉爲何經
挪扯得他人
的堆積的積
棄紙若干有
木頭軃斧鑿
此之謂不成
杖。

理有題神尋着題中神理則題面上未必有題題
反在題面外醫家從證候上認病已屬低乎況妄
從字句上認證候乎叔和孤因過於識字遂認定
傷寒即是熱病此何難指武王之十臣爲叛黨而
孔子必欲手刃及非帷裳者傷寒熱病祗是過於
識字亦何妨聚十六州鐵爲之鑄一箇錯字而叔
和之罪不在錯稱孤道寡居之不疑初祗氷炭乎
仲景久則以一座火燄山占盡三千大千世界除
一切紅孩兒外總不容唐僧半點須彌千百年來

火熔山惠陵僭僞遂成其纂弒爰至今日傷寒論之

熱病之合急欲踢翻仲景之分金鑑歸併於已之

合之有蓋合處即分處也叔和不於此處求傷寒

我鑪中雜者不雜矣以不雜者冶及傷寒何不可

經此處自是一分金鑑任你一切金銀銅鐵錫入

與熱病合但仲景之所謂合者合以二脈合以六

論合十六卷傷寒方可與雜病合又胡傷寒不可

寒可是如此解者否仲景之自序曰爲傷寒雜病

傷寒即爲熱病有不如是解者否回視仲景之傷

名仲景者徒然東周一天子而禮樂征伐有不自

叔和之爲側出者哉固知扶危定傾非一人之力

而筆其首末殿以私評或亦秘爲余之家秤以資

譚柄云

王叔和余不知其何如人也據脈經及傷寒序側

俱署之以西晉太醫令王叔和夫西晉之國祚僅

六十年而張仲景之著傷寒論在漢獻帝建安十

稔後嗣是而著金匱要畧者又不知幾何年叔和

官且長於西晉移祚之前者亦不知幾何年合而

君前臣名父前子名之列於是乎序例遂以西晉
守有專與別之豈彼不足師我也豈可自屑越於
與漢有見與聞之異較以官則太醫令與長沙太
人彼此互較之若曰彼有論吾有倒較以代則晉
太守張機書者乎原其僣序倒于前之意不過要
否乎以此弁他人之書亦萬無此理況以之弁漢
一太醫令是以其爵著矣爵而不名而以字顯豈乎
私淑仲景與不能私淑仲景俱不可攷但旣署曰
訂之遠亦百年之內近則相去不踰數十年其能

太醫令王叔和著矣播之當時祇知有太醫令王
叔和不知叔和之名某傳之今日祇知有太醫令
王叔和不知叔和之名某矣以余度之太醫令王
叔和固當時王叔和之招牌也太醫令某則太
醫令人得從而核其真太醫令字某則太醫令人
誰得從而查其假如今之貼報單者多太醫院其
其豈盡太醫院哉從來賣假藥者一假則無不假
以此一例代及報單使遠近知有太醫令王叔和
之招牌如近世某某之膏藥某某之紫金錠遠近

式好堂

馳各俱以其招牌又何嘗以其名而又何必以其
名余是以擬王叔和之爲賣帳者流也以賣帳之
流而成其僭篡且爲百世師者則以僞及內經故
如儳盜之有符命緯讖得假之以聚眾余觀其例
所僞亂者翻來覆去祇特內經一篇文字前內經
者引龍入穴而故作逶迤後內經者餘波散漫而
特爲蕩漾故余於其援經立案處急訂經以正其
僞了與民曰經正則庶民興庶民與斯無邪慝矣
并不使人以莫須有議余也其餘彼之故爲逶迤

蕩漾者余卽姑與之爲嬉笑怒罵縱令言之者有

過而聞者足以戒東方曼倩之譎諫存焉已

或詰余曰叔和醫學相傳千百年祖之者從無間

言若果如此僭妄何從前無一人指而摘之意者

叔和卽其名也余應之曰字卽是名古人誠有之

如韋應物卽名應物孟浩然卽名浩然是也脁于

古下定有人拈出若叔和是名叔和爲問從有人

一拈及否況西晉去三國不遠考之於史雙名者

寥寥不上數人叔和或亦在寥寥數人列不可得

可曾有一字涉及春夏秋冬否世人求其說而不

春夏宜發汗大法春宜吐大法秋宜下數條而外

叔和滿紙都是春夏秋冬試讀仲景論秖有大法

有過人必知之耳

余又安禁後世之不有其人乎余亦謹謝之以苟

為有功於叔和更勝於徒讀其書而惘惘者數倍

又何妨為之掩上一名以為考之逸傳得之者其

借非因字而遂以人廢言也果信其言之足傳則

而知然余之毗之者以其倒之亂真因及其字之

得乃從而爲之辭曰仲景非無春夏秋冬也彼抵

說冬天之傷寒中風冬天外之病其書或遺亡焉

耳叔和滿紙都是傷寒卽爲熱病試讀仲景論抵

吾太陽病發熱而渴不惡寒者爲溫病條外更有

一字重涉着溫熱病否世人求其說而不得乃從

而爲之辭曰仲景之言寒非有背於熱病也彼實

兼着陰經直中言耳叔和滿紙都是傳經試讀仲

景論抵剔出傷寒一日太陽受之若燥煩脈數急

者爲傳也一項外可曾更有一字涉着傳邊說者

否世人求其說而不得乃更從而爲之辭曰仲景

未嘗不言傳經也彼自是說迂庭首尾等傳

耳推世人爲此調停兩可之說者彼其胸中不道

叔和大乖仲景反嫌仲景溪碍叔和言言素

問言言難經聖與洋洋其爲卓同軏書同文行同

倫不必言矣乃仲景則又所稱爲驚門之祖者從

中道個不字則離經畔道必在仲景又安敢毁佛

而謗祖不得已作一個和事老人從兩人岐而又

岐虚牽扯來合爲一家則于叔和之門可放膽任

為功臣而以空名遙尊箇仲景自有此一番抵飾

仲景翻作了叔和一位韋馱尊者而道高一尺魔高

遂千丈矣魔頭得了佛而誰人不皈佛皈僧以此

千百年來三千大千盡成了個魔子魔孫世界吵

余竊陋亦此三千大千世界中人何至狂而且瞽

思欲一弄及降魔杵但思魔頭雖盛祖派原存此

處豈容兩立一任羣魔壓倒祇是傍祖壽龍耳

傷寒論後條辨　序例　　至　式好堂

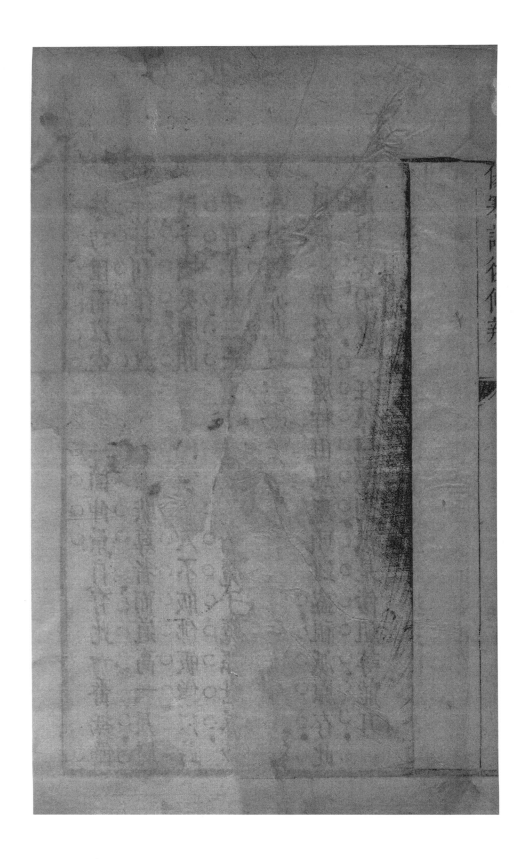

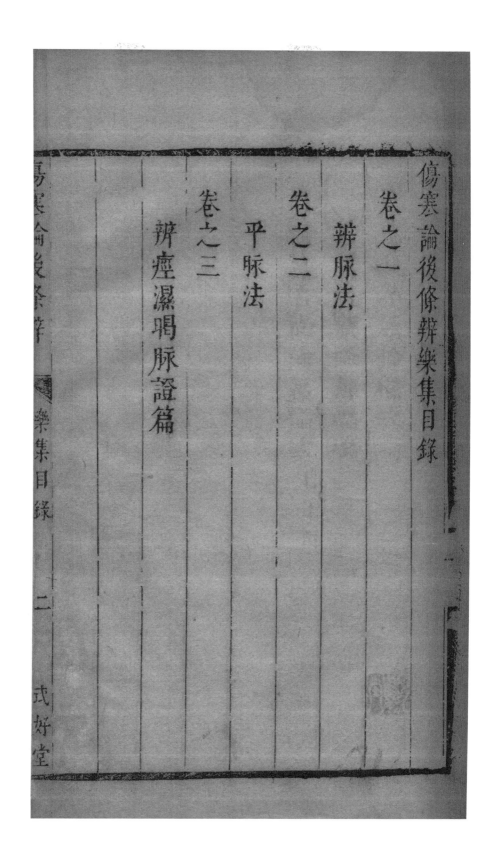

樂集目錄

二

武好堂

傷寒論後條辨卷之一一名直解

新安程應旄郊倩條註　門人王式鈺仲堅校

辨脈法

傷寒之有六經夫人知之須曉仲景之意要使人

用六經不當爲六經用也一爲六經用几一切似

是而非之病皆得假傷寒以詭投頂傷寒不一入

網何則傷寒雜病同此六經所區別之者脈法耳

有脈法則可以用六經無脈法遂不免爲六經用

辨之寧勿辨乎此處辨之有法凡後面六經之辨

方有源頭法從此立故也所以陰陽則辨之以為
綱表裏府藏則辨之以為目務使本標了狀主客
了狀邪正虛實了狀指下無差方從六經一勘合
之病邪有真有假總莫能逃矯枉正偏在此杜漸
防微在此實實虛虛萬無此害是為道之根源故
論中自痙濕暍而下各自名篇未嘗系之以法二
脈獨系之以法而不名篇明乎治傷寒不可無法
而不從二脈中辨定之百千法有何用處在六經
內外諸篇總不得不歸宗于此以為法之祖云

問曰脈有陰陽何謂也荅曰凡脈大浮數動滑此名
陽也脈沉濇弱弦微此名陰也凡陰病見陽脈者生
陽病見陰脈者死見當作現

人身以陽氣為主滋生發育之本也有時互陰而
舉之以抱陽之陰為妻陰不嫌其偕有時熟陰而
伸之以背陽之陰為賊陰最防其奪經曰知陽者
知陰知陰者知陽脈有陰陽病機之盈虛倚伏在
此醫道之輔相裁成亦在此能於此窮其所謂則
于病之先一層上有了工夫亦於病之深一層上

名陰名陽此
仲景約脈之
法從脈上認
病而不惑于
其證故併得
約病之法。

傷寒論後條辨　卷一

有了工夫見病知源此處是其緒路故開口該以

二凡字使萬有不齊之脈皆囊到陰陽兩字來則

萬有不齊之病自難逃陰陽兩字去又何傷寒雜

病之紛訟乎脈不單見有互有兼各以類聚類不

聚不成邪則凡大浮數動滑之互而兼者自是一

類而凡沉濇弱微之互而兼者自是一類矣欲

從彼之沓出者類其委無如以我之不二者名其

源不二者何也曰陽也陰也在大浮數動滑五者

之來其體狀其息數各不一矣狀為邪氣盛則寔

之診則一經曰陽道實則就其實處一以名之曰
此為陽也而凡於其所生病曰實曰熱曰表曰府
皆從此五等脉中體認一陽字勿令誤也在沉牆
弱弦微五者之來其體狀其息數亦不一矣為

正氣奪則虛之診則一經曰陰道虛則就其虛處
一以名之曰此為陰也而凡於其所生病曰虛曰
寒曰裏曰藏皆從此五等脉中體認一陰字勿令
誤也陰陽兩判無有混淆其不為病邪播弄亦自
易易而無如幾微疑似之際病偏以假亂真則陽

中有陰陰中有陽吉凶悔吝之所關非小耳是不

可不就病與脈交互處一合參之并就病與脈參

差處一反勘之凡病之來非陰病受邪雖深却定矣其

間轉移進退機則係乎脈陰病受邪固淺勿謂可

難廻護也陰病能見陽脈則藏邪從裏還表邪退

而正欲復死處便可奠生陽病受邪固淺勿謂可

成玩愒也陽病見出陰脈則府邪太表入藏正虛

而邪漸盛生中亦須防死生死關頭其大只在陰

陽反覆之間則見而未見處果病勢自然而然乎

防於人身誠
為主氣失然
奈病邪既至
肆攻伐又不
能免主氣之
虞吾身者
而傷寒祺病
之紛紜而省
至者不音其
百欲令彼之
至者不至
連而妄十我

之一則必先
今我之處一
爭得別而無
洞徹之百狀
後知所宜知
所禁攻伐百
行一於生陽
無碍斯為善
耳故法從簡
捷上做夫無
如辨脈脈從
閑要處辨老
無如陰陽以
陰陽布護于
周身稍有乖
動作效象形
容于脈故也

柳或有關於人事也陰病自應以陰脈何由見陽

力能挽回其陽則陽長陰消陽脈即從陰脈長出

來見此處未必便生然而高真之氣巳來却便是

生字滋扶之本陽病自應以陽脈何至見陰過於

戕伐其陽則陽消陰長陰脈即從陽脈消下去見

此處未必便死然而鬼幽之氣巳兆此便是死字

呈誤之根於至微至渺中露出端倪而於大吉大

因處判翻人鬼渦乎傷寒一門不能外汗下正不

可妄汗下也無論亡陽陰即見即亡陰陽無所依

辨脈

四

武好堂

人身以陽氣
為主生身之
原在此切須
從脈上照顧
浮陽多從證
上見出假有
餘真陽自從
脈上見出真
不足萬不可
以假亂真令
生氣變成死
氣也

傷寒論後條辨　卷一

陰亦見推之吐利溫清是處坦皆防險機可畏也

所以大浮數動滑此名陽矣仲景於浮大脈有曰

浮則無血大則為寒於數脈有曰數為虛虛為寒

於動滑脈有曰此三焦傷也曰滑則為噦此等虛

實關頭即陰陽轉換處學者未辨到脈理之精微

窺其變伏防其勝復則於脈疑處無有犀燭何能

於病難時得下雷斧仲景特於陰陽二脈上首一

揭明生死却以兩見字示機關則一部書俱包容

含蓄其中使人猛然于陽脈可以生人何法維護

兩見字從派
到病上現成
處看則陽病
見矣陰脉有
道矣陰病見
陽脉百無一
二豈病屬三
陰遂之生趣
平且真武四
逆等湯用之
三陰且無益
而在三陽幷
以之爲主治
爲救逆又何
之陽微陰澀
而長爲欲愈
之長脉少陰

此陽圖幾於早陰脉可以必人何法消弭此陰曾
救於先生死二字關心於凡幾微疑似之際自不
徒狀病上費揣摩而兢兢乎脉上設軌則矣因知
脉有陰陽何謂也之問非必是懵懂於大浮數動
滑沉濇弱弦微之名正啓人於此處見微知著杜
漸防微也陽可進萬不可退陰可退萬不可進務
使三指之下不至爲病欺瞞而三指之下幷不至
爲病哃嚇不撖却六經實不靠定六經從履霜堅
冰中磨洗出一架秦鏡來脉道上有了根源則陰

傷寒後條辨　辨脉　五　武行堂

陽微陰浮爲
欲愈與厥陰
陽浮爲欲愈
之兩浮脈皆
陰經自傳到
陽經兄出來
的而不浮爲
未愈者乃照
〔定陰病不傳
經者言乎乘
不則陰病之
死生自是一
定的医家診
後祇須斷病
不消医病矣
註此條者幸
明以告我

傷寒論後條辨

卷一

陽在握可以衡官六經奴隷百病又何傷寒之足
云從此讀仲景書乃知一部太少正厥之傷寒論
其間千支萬派只此首一條爲崑崙〇古人作書
其全副精神意吉未有不注在開章第一義上以
爲淵源者易之乾元亨利貞春秋之天王正月皆
全部書聚精會神處樹有本根方能垂布枝葉此
亦書之根也傷寒論是何等一部書開卷竟是一
則生死前定數本七皆同殊可笑觀其以傷寒名
論一起手便撇太傷寒崞之陰病陽病及勘到生

死却取太陰脉歸重於陽之一字則知此書為仲
景一部扶陽書矣扶陽必須禁似禁似所以防微
此全論所由作也條中兩見字卽莫見乎隱之見
甚欲人戒慎恐懼也讀傷寒論讀一廻增一廻警
傷自讀一廻增一廻神識於扶揚抑陰之旨領畧
在敬小慎微上則以反説約處處得鈴病法固知
三陽三陰中説話皆醫門中一部懲書之覩畧不
是醫門中一部方書之集驗也○凡人身眞元之
氣與夫府藏之氣營衞之氣脾胃之氣宗氣焦氣

傷寒論後條辨　　辨脉　　六　　武好堂

傷寒論後條辨

卷一

以及真陰之氣無不從陽之一字以驗盛衰以定

消長易所云時乘六龍以御天者是也在人身誰

不知當扶而殖不容戕而伐者但云扶殖則真陰

亦滋扶殖之功若云戕伐則邪陽更多戕伐之暴

安見陰病盡生於陽陽病必死於陰蓋此陰非關

病邪凡陽氣不足之人無病之時周身之氣莫非

陰作主持奉生之氣原少其不至爲之併凌者未

得其隙耳病邪一至此翻陰氣輒得挾邪恣賊欲

從吾奪此真元等氣悉行革去陽令成彼陰之一

統苟無擒王之師陽誰復抗我不能抗則彼愈進
而我愈退一進一退無非以彼之陰氣摖太我之
陽氣看看摖盡所以爲必此之月脈陰病見陽哉
生明也明漸進䰟漸退依然成望此卽條內之生
字也陽病見陰始生䰟也䰟漸進漸退不怕不
晦此卽條中之死字也此盈彼虧此消彼長理固
如此月可晦而復明人不可死而兩生養生家珍
重及此則此部傷寒論自當秘爲人天寶筏矣
問曰脈有陽結陰結者何以別之答曰其脈浮而數

傷寒論後條辨　辨脈　七　武好堂

傷寒論後條辨　卷一

能食不大便者此爲實名曰陽結也期十七日當劇。

其脈沉而遲不能食身體重大便反鞕名曰陰結也。

期十四日當劇。

○生死關頭祇在陰陽陰陽不辨則仲景六經祇資

○後世殺人之具緣只從序例內誤認傷寒論爲仲

○景汗下之書不知從脈法中辨定傷寒論爲仲景

○不可汗不可下之書也試卽此條首承之陽結陰

○結及次條之陽不足陰不足二脈法辨之陰陽雖

○屬二氣胗有藏氣之陰陽有病氣之陰陽二者偏

別是別此結
之脈異于他
結并在本條
之陰陽上別

曰脈有者指
其人平素脈
言各曰陽結
也陰結也此
讀期至此當
現劇證方成
二家邪結也

十七日十四
且復折下來
憂當一填期

於勝負自形諸脈而汗下之法則不可以紊施有

如胃實便鞕之謂結下證無如於結矣然而有別

為胃實之結屬病氣病氣自不能久不必有定期

陰陽之結屬藏氣藏氣能容久偏有定期故不曰

病有而曰脈有蓋二氣所禀有偏勝也陽結者偏

於陽而無陰以滋液責其無水陰結者偏於陰而

無陽以化氣責其無火於脈之浮而數沉而遲辨

其無無關於胃也此為實指陽氣言能食而不大便

食從何處消此為陽氣有餘故能化穀而胃中不

辨脈

八

式好堂

浮而數沉而
遲須照定傷
寒三日陽明
脉大句看便
知其無關于
胃家實矣浮
數之結爲邪
結于藏其不
可下見五百
十三條沉遲
之結爲無陽
陰強其不可
下見五百二
十條

傷寒論後條辨／卷一

致填塞也不能食三句作一串讀猶曰食難用飽○
則身體重大便反鞕陰不能化穀而大便反鞕○
胃中寒燥其液也無水者壯水之主無火者益火
之原濟其偏以滋培氣化是爲治法與其失治無
寧俟之蓋二結無關於胃劇亦期之十七日十四
日胃結其能久此乎安有陽結反緩於陰結乎當○
劇非如讝語潮熱腹滿痛等之變證此輩十餘日○
一大便自是泛常須十七十四日期至方覺有所○
苦耳二期字蓋甚寬其辭不啻向醫家告限狀見○

師

入二脉後六
經前無非欲
從此處冒仲
景混冒仲而
其混冒處又
口七城拾內
經安得不盡
一為後用岩
不為所用
則當頭棒喝
志端二脉只
從二脉讀六
經不從序例
雷六經則虛
處得棒下悟

下之一法不必為二家着忙也陰陽二氣胃實司
之乘怫不便成邪者全賴環中之胃氣奠歌攸居
妄下重奪及胃則穀消水去陽結遂為消中腸空
寒入陰結遂成脹滿不待期至而劇證成危矣結
證且有不可下者其餘不可從脉而類推之乎
從來解此者俱指作陽明一倒果爾仲景當是捉
弄病人罔此劇湊定期日以驗其陰陽有準耳不
然陰結姑勿論陽結十七日前顧可着手胡為擔
閣盡一于硝黃蜜煎猪膽汁輩期期不敢奉詔殊

辨脉

九宝十

武好堂

可噴飯。

三問曰病有洒淅惡寒、而復發熱者何。荅曰陰脉不足、

陽往從之陽脉不足陰往乘之曰何謂陽不足荅曰

假令寸口脉微名曰陽不足陰氣上入陽中則洒淅

惡寒也曰何謂陰不足荅曰假令尺脉弱名曰陰不

足陽氣下陷入陰中則發熱也陽脉浮陰脉弱者則

血虛血虛則筋急也其脉沉者榮氣微也其脉浮而

汗出如流珠者衛氣衰也榮氣微者加燒鍼則血流

不行、更發熱而躁煩也。

惡寒發熱為傷寒在表之初證發汗宜莫如灑淅

惡寒而發熱矣殊不知陰陽二氣因虛而自為乘

傷則惡寒發熱多從不足處而見不必病也陽

不足者陽部之脈不足也即下面之微脈雖兼心

肺言而責重在膻中營衛之所主也陰不足者陰

部之脈不足也即下面之弱脈雖兼肝腎言而責

重在三焦腎之夫肝之父也緣陰陽二氣雖是互

為循環而未嘗不各歸其部一升一降中焦其轆

轤也上部籍膻中為關隘則陽升而陰不得升故

式好堂

世人都謂仲

景三脈無關

傷寒不知仲

景正為傷寒

定此脈法兀

有傷寒一二

惡脈法合不

若傷寒使將

傷寒二字丟

開不得作傷

寒治矣一部

脈法俱是為

傷寒說閱防
也盖傷寒之
脈必高必章
高章名曰綱
者謂其為陽
寒之主脈也

一曰陽往從之
者謂陰陽乃有
餘之診以陷
入陰中則亦
從陰而成不
仄矣

寒論衤……卷一

無惡寒證下部籍三焦為底載則陰降而陽不至

降故無發熱證令寸口脉微知膻中之處陽部者

不足不能防禦乎陰而陰氣得上入心師之陽中

矣陽為陰俟故惡寒也升極則必降令尺脉弱知

三焦之處陰部者不足不能載還此陽而陽氣下

陷入肝腎之陰中矣陰從陽現故發熱也微卽諸

微亡陽之微弱卽諸弱發熱之弱觀假令二字微

弱實該諸陰脉言之當其惡寒時非不兼弦緊等

脉要之不足之微脉終在故只從不足處斷之為

口上入曰下陷皆責中焦不足不能攝戴之故

微當其發熱時非不兼洪數等脉要之不足之弱

脉自現亦只從不足處斷之為弱觀陽往從之從

字可見不足猶言無力也治法只宜建中以行莫

定而或補或升按法審機以還陽退陰為務一誤

汗而在上之陽先亡在下之陰亦散虛虛之禍卽

在此汗證已具之中可不慎之於脉欬陽脉浮陰

脉弱以下皆有灑淅惡寒發熱證而詳及其不可

汗之脉也陽浮陰弱同於中風之緩脉而此云血

虛者彼之陰陽以浮沉言此之陰陽以尺寸言也

辨脉

式好堂

表證之見摠
由邪傷營衛
厥營衛自傷
者亦必病及
表見證顧同
而陽氣之虛
衰自關着脉

筋急者血虛失所養也部中只有一弱脉則浮字

且作另議矣沉爲裏陰故主營氣微浮爲表陽故

主衛氣衰血流不行者吐衂外溢而營氣內涸着

此一條者蓋以不可汗之脉并及於不可溫而凡

擊實之法槩不得行於虛脉之中可類推矣

脉藹藹如車蓋者名曰陽結也脉累累如循長竿者

名曰陰結也脉瞥瞥如羹上肥者陽氣微也脉縈縈

如蜘蛛絲者陽氣衰也脉綿綿如瀉漆之絕者亡其

血也

陽結非實熱
其不可下在
浮數上辨故
以鬱々如車
蓋形其浮之
狀陰結非冷
痛其不可下
在沉遲上辨
故以鬱々如
循環形其腫
之狀有間節
而却不淪也

至於血壓筋
急則身疼痛
可知營氣微
衛氣襄則躄
熱惡寒可知
皆表證惑人
麗故後極力

結與惡寒發熱皆傷寒六經中所具之證而六經
中汗下之法不過於浮沉脈取之○今日不可下不
可汗則浮沉必有不○一之浮沉此不可以名取○更
須髣髴其形容則不止病之異同有別而氣之微
甚亦別因更就陽結陰結以下之脈狀形容以申
言之前陽結之脈浮數此復以譬喩若車蓋者形
容其浮中有擁上之象經曰脈數者久數不止
止則邪結正氣却結於藏故邪氣浮之與皮毛相
得脈數者不可下下之必煩利不止前陰結之脈

辨脈

形容其脉象
来缘浮脉不
皆阳气微故
以譬：如羡
肥形出阳气
不皆阳气襄
故以萦、如
蛛綵形出阳
气襄之沉若
漆之絶弧有
中止之象而
止脉不皆卞
無故下徐復
以阳結陰結
之止脉反形

傷寒論後條辨　卷一

沉遲此復以纍纍如循長竿者形容其沉遲中有

牢勁之象經曰無陽陰強大便鞭者下之必清穀

腹滿前衛氣襄之脉浮此復以譬譬如羡上肥者

形其浮而襄之象浮雖同而羡肥之浮與車蓋之

浮異矣前萦氣微之脉沉而此以萦萦如蜘蛛綵

者形其沉而微之象沉雖同而蛛綵之沉與纍纍

如循長竿之沉又異矣顧前言萦氣微此言陽氣

衰者正見萦雖陰而實陽氣之所主亦由陽氣衰

故萦氣微也仲景重陽之一字處處照料到前言

老仲景敎入
辨脉處綱微
曲折如此盡
註家總不領
畧何

榮氣微而血流不行則蜘蛛絲之微脉經燒針而

漸欲絕可知茲復以綿綿如瀉漆之絕者補出而

形容之欲絕不絕正肖夫血流不行之狀得諸脉

之形容而陰陽有偏有損有微有甚自不得撼六

經之證而妄容汗下矣

脉來緩時一止復來者名曰結脉來數時一止復來

者名曰促脉陽盛則促陰盛則結此皆病脉

藏氣之陰陽雖有有餘不足之分總不在汗下之

列巳出其例辨之矣至若病氣之陰陽可爲汗下

傷寒論後條辨 辨脉

十四 式好堂

卷一

法者.亦須從脈象間勘其因.因出結促二脈辨
以例之.二脈皆因止而得名.則病根在止.不在緩
數.乃從緩數別其名曰結促.何也.亦從陰陽上別
之.緩者.無形之陰.陽也.如陰結陽結之類.雖云
偏勝.無物阻畱.結者.有形之陰陽也.偏勝之處.
忽為邪阻.陽盛則促者.脈行疾.而遇阻則蹶也.陰
盛則結者.脈行遲.而遇阻則停也.此為病脈.揩言
病邪盛而致脈氣中之陰陽不和也.且以辨前.此
之為脈病.而非病脈也.脈病者吾身藏府自不和

論脈以行數為常處陰脈以行遲為常處處處一有所阻陰陽壅盛而不得行逢處咸結促

此處之結促曰陽盛陰盛則彼處之結促曰是陽虛陰虛此處曰病脈則彼處自是脈病

而見諸脈也汗下之法可施於有形之陰陽不可
施於無形之陰陽有形者汗下之邪從汗下出而
陰陽自安無形者一誤汗下無邪可去而所去者,
無非本藏之氣損陰損陽害不可言此邪正本標
之不可不辨也。○或問此之促結與桂枝去芍藥
加附子湯之促灸甘草湯之結何處分別曰促結
則同而脈勢之盛衰自異彼之促者疲於奔而自
慰也彼之結者不能前而待替也○非關前途修阻
或百步而後止或五十步而後止則是行不動也

辨脈　卅　式好堂

六陰陽相搏各曰動陽動則汗出陰動則發熱形冷惡

寒者此三焦傷也若數脈見於關上上下無頭尾如

豆大厥厥動搖者名曰動也

病有陰陽之偏則凡陽勝者必歸之數動之類而

凡陰勝者必歸之遲緩之類矣不知有形之陰陽

每成一定無形之陰陽變易不常二氣有乘有伏

亢則害承乃制不得以陽即爲熱陰即爲寒也因

即承出動緩之二脈辨之陰陽相搏各曰動動者

○哥哥

三動皆非陰二
陽相搏之動
各從其部而
露一被擊不
寧之象乃此
搏而彼不搏
此也。

數而兼緊擊於指下之謂浮沉三部均至此爲動
之正體屬之五陽脈列其爲邪氣實可分別以爲
汗下法也若止浮而得之或止見於寸口則曰陽
動陽爲陰搏則汗出衛虛可知若止沉而得之或
只見於尺部則曰陰動陰爲陽搏則發熱榮弱可
知至於不發熱汗出而反形冷惡寒者此其動必
止見於關上而不及尺寸若字作似字讀上下無
頭尾如豆大短而縮也厥厥動搖擺動無勢力也
以關部之假有餘成上下之眞不足故爲三焦傷

辨脈

古式好堂

傷寒論後條辨　卷一

以此條之同
筆字例之則
知前條陽動
陰動及見於
關上皆是不
同等之故遂
失去陽脉之
正體也

夫三焦者人之三元之氣和內調外導上宣下莫

大於此傷則元氣虛衰無以溫及分肉故形冷惡

寒不但營衛兩虛而中焦且冷三動皆爲正氣不

足或養陽或從陰以引陽分別爲治而總

非汗下之列就謂動數爲陽而不加辨乎

陽脉浮大而濡陰脉浮大而濡陰脉與陽脉同等者

名曰緩也

緩能成結明属遲陰然正無妨於遲也浮大則附

陽以爲用濡則存陰以爲體而且浮沉同等不至

相搏是爲和平之脉舟論汗下無所用而且不事

於和溫就謂緩之爲陰而不深辨乎按緩脉有三

樣看法陰陽同等爲胃之正脉陽浮陰弱爲衛不

和之脉陰陽同等而欠濡爲胃氣實之脉復著陰

脉與陽脉同等句者仲景論脉凡有一而字者多

是上字屬浮下字屬沉今浮大而濡四字上有陽

脉陰脉字恐人誤將陰陽看作尺寸則浮大而濡

未免看作浮大而沉濡矣浮大而濡是從下面浮

大上來却和柔而不搏指浮如此沉亦如此故曰

辨脉　　　苊　　武好堂

狀如弓弦者
衆而得之不
移者按而得
之轉索無常
者翻轉底面
亦如此甚言
二脉浮沉俱
有力方可從

八

同等脉雖同等勢却硬帶而不和柔則胃家實之

緩·三等脉勢雖不同却總無緊急之象故皆得名

之曰緩·緩者寬綽之貌·脉不大·何由寬·

脉浮而緊者名曰弦也·弦者壯如弓弦按之不移也

脉緊者如轉索無常也·

浮大而濡名曰緩·是合三脉而成一脉·則凡二三

脉合而見者從何脉作主·是則脉之體用·不可不

辨矣·附彼者爲用存我者爲體·因舉一弦脉例之

弦具少陽之體·有發汗之禁·非浮緊者比·狀浮而

浮為在表看、故下以弦則為減對勘此條之不移以接之反亢對勘此條之轉索見弦緊目其寒虛陰體、不可因此條誤認之為陽。

九

緊者○名曰弦以附於浮而成、表陽之用、亦汗脈也○

究竟弦如弓弦不移、寒因自着性故靜而不移為緊

如轉索無常、寒因邪擊性故動而無常、非從浮處○

求之、則弦與緊且有別、何從辨其以陰從陽而成○

表脈乎。

脈弦而大弦則為減、大則為亢、減則為寒、亢則為虛。

寒虛相搏此名為革、婦人則半產漏下、男子則亡血

失精。

弦脈從陽遂為陽用、體在彼故也、使以我為體、則

毛
主
式
好
堂

辨脈

主
式
好
堂

曰寒曰虛是
不從舉處之
浮大上斷病
而在按處之
藏況上斷病
矣兄病有兩
脈薰兼者俱
倒此洪太斷
別陰陽虛實
卽後條假令
脈遲此爲在
臟之旨

傷寒論後條辨　卷一

亦能奪彼之陽爲我陰用·如弦在大之上陽巳見

統於陰矣及按之·則弦只有一邊是謂減而爲寒大

且中空是謂芤而成虛寒虛相搏·內陽總歸於外

陰外堅中空是名曰芤既巳成芤·陽益不能統陰

而半產漏下亡血失精之證成矣使不辨弦之爲

體又何從知大巳革去其實而成虛·竟爲弦用·侵

及營分乎○弦爲陰脈王叔和妄以爲陽倍經甚

矣厥在王叔和自是生姜樹上生耳自仲景論之

何嘗不龍從火裏出也豈特弦脈陰陽顛倒顛推

上條聚一大
脈此條聚一
浮脈皆是要
人於陽脈中
体認一虛字
本字傷寒所
爲本虛不知
傷寒脈芤則
浮緊未嘗非

提綱恐人誤
各曰陽一句
大浮數動滑
只因掛條有
以能殺人

十

傷寒論後條辨

辨脈

仲景之意。師謂大浮數動滑。有時各曰陰也可

問曰。病有戰而汗出。因得解者。何也。答曰。脈浮而緊

按之反芤。此爲本虛。故當戰而汗出也。其人本虛。是

以發戰。以脈浮。故當汗出而解也。若脈浮而數。按之

不芤。此人本不虛。若欲自解。但汗出耳。不發戰也。

脈有體用虛實。因之標本之間。一失治。而係安危

矣。浮緊浮數。未始非邪實之脈。芤則發戰。不芤則

不發戰。只就解時之險與易。分觀之。不頒辨其虛

實而治之失宜。因標犯本。則虛虛之禍。未始不在

尤

式好堂

於其各而不
核實故層＜
從陽脈中洗
劉出寒虛字
來不欲入因
標誤本也蓋
表根諸裡府
根諸藏表與
府祇屬客邪
裡與藏實同
冰氣也

傷寒論條辨　卷一

實證之中也。靡菠與之數。乃服諸著游驪在裡脈也。從陽脈中看。

問曰病有不戰而汗出解者何也。答曰脈大而浮數。

故知不戰汗出而解也。

大則為芤。是芤脈之虛。原從於大脈得來。但大以弦。

而芤者從於浮數。則大脈原是陽盛。其解自不至。

如芤脈之發戰矣。是就一脈辨之。而虛實有互呈。

也。治者以非府脈而浮數。自無關於裡之府氣

數為在府脈。從汗多著在表。從汗

問曰病有不戰不汗出而解者何也。答曰其脈自微。

此以曾經發汗若吐若下若亡血以內無津液此陰

則此一條正
見傷寒得陰
脉雖在解後
乃須著意和
其陰陽以復
津液而克其
脉不可因解
頓丟手釀成
後面陽微陰
弱等痼根
以上數條寫一有
力無力照子
耳.陰脉有力
可從陽.陽脉
無力即從陰.
乃首條二見
宁閒會處.

陽自和.必自愈.故不戰不汗出而解也.
解證以得汗爲佳兆.邪盛者.得表而出.邪正盛虛
半者.得表兼內托而出.全狀正虛者.得溫補而出.
三者俱從脉辨.今之脉.微.正虛可知.登任汗吐下
亡血.在內之津液既亡.則在外之陰.陽以無津液
之搏結而亦散.所謂自和者.不遇如此.此時寒熱
亦自退而成解證.但脉微而無所戰.無所戰.故無
復.汗以其由來夾邪.原淺.此則正氣孤危.而津液
難復.所云脉病人不病之根源已貽於此矣.解不

傷寒兪後條辨　　辨脉　　　　　　于　　式好堂

傷寒論□行□嶠　　　卷一

足○喜如○此類宜○辨也

問曰傷寒三日脉浮數而微病人身凉和者何也答

曰此爲欲解也解以夜半脉浮而解者濈然汗出也

脉數而解者必能食也脉微而解者必大汗出也

此條與下條○特爲上條○反勘以作註脚只云傷寒

三日未經汗吐下○亡血可知○微兼浮數非正氣全

虚○可知病人身凉和○津液未亡可知猶須解以夜

半未得陰消陽長之○子刻○無以助微陽之纖陽而

協浮數也○即此勘之則豈有諸微亡陽之脉能任

此條對上條
獨揭出一傷
寒字者見傷
寒搵無微脉
雖三日後從
浮數中微去
矣解亦不云
常若自狀而
微與誤治而
微皆是亡陽
之兆便不可
爲傷寒二字
所誤矣
「者自是一項
「肺浮數而微

士三

下面另分三
項惟減脈汗
出故能食三
項皆至骸解
之正也以浮
數皆傷襄本
脈若脈微而
解若非解之
正故大汗出
諸微亡陽胃
中必冷汗出
腠滿豈能食

汗吐下亡血以伐其陽而安狀得解之理乎浮

與微之解得汗而後能食兼數之脈先能食而助
○
其汗至於微脈之汗出必大只觀一必字辨出彼
○
微之不戰不汗出之非佳兆矣
○

問曰脈病欲知愈未愈者何以別之苔曰寸口關上
○
尺中三處大小浮沉遲數同等雖有寒熱不解者此
○
脈陰陽為和平雖劇當愈

脈陰陽為和平雖劇當愈
○
愈而病未愈者不可不辨此云寒熱不解雖劇當
○
可見解證以脈為主固有病愈而脈未愈亦有脈
○

辨脈　　　二十　　式好堂

寸口關上尺
中言部位大
小言脈形浮
沉言舉按遲
數言息數。
可見解不解，
重在脈不在
證。

愈則知彼證之解，特寒熱解耳。此云此脉陰陽和

平則知彼證之陰陽自和者，特表氣中之陰陽非

脈氣中之陰陽，今人遇虛邪而妄行尅伐，以此得

解者多矣。表氣暫平虛內伏，不多時而欬嗽煩

宛延成癆瘵殺人而不任罪，可不凜凜歟。

十五

師曰：立夏得洪大脈是其本位，其人病身體苦疼重

者，須發其汗。若明日身不疼不重者，不須發汗。若汗

濈濈自出者明日便解矣，何以言之立夏得洪大脈

是其時脈，故使然也。四時倣此。

從脈覓須辨

懲語亦亦是

欲人鄭重及

汗字

十六

解證視脈之和平設有所偏治須合法然有病脈

而混乎本脈者如不戰汗之微脈是也亦有本脈

而類乎病脈者如此條之洪大脈是也故特舉一

時令之脈以例之使人可推想而得辨也緣洪大

為夏令之脈亦為邪盛之脈有病則從邪無病則

從令解不解不煩另辨矣是其本粒着在心部上

其藏令療自可奪邪

問曰凡病欲知何時得何時愈答曰假令夜半得病

者明日日中愈日中得病者夜半愈何以言之日中

得病夜半愈者以陽得陰則解也夜半得病明日日

陽得陰則解．陰得陽則解．兩得字言外欲人在此處調燮也．

傷寒論後條辨　卷一

中愈者以陰得陽則解也

此條一凡字所以總結上文之意乃反不言脈而

言病者蓋無論大小浮沉遲數等脈只以調其陰

陽二氣爲主陽得陰則解陰得陽則解特舉日中

夜半以示倒而正邪虛實脈治之大端無不可就

此二語推及之也夜半之陰正屬陽長日中之陽

正屬陰生則首條所云陰病見陽脈者生乃陰中

之陽也陽病見陰脈者死非陽中之

陰乃死陰之屬也仲景貴陽賤陰之旨原寓有和

陽濟陰之意在學者深思而自得之○緯藏中之

陰陽互根互換豈容偏勝稍一挾邪則陽便不可

虛陽虛受侮便是損機陰更不可盛陰盛生寒乃

其殺氣陽則拒邪陰則容邪故也

○令脉遲此爲在藏也

寸口脉浮爲在表沉爲在裏數爲在府遲爲在藏假

前法倘晰陰陽者以外有陰陽內亦有陰陽從脉

辨之使外氣之實虛寒熱都協到體躬之血氣營

衛上審取氣機明是教人實定裏氣矢然人身無

令脉遲

上四句似屬
排体拖上假
令脉遲一尾
便令排体中

傷寒論後條辨　辨脉　　　三三　武妤堂

藏著涼休今
人徒解一排
一搛列櫚讀
閉去不解一
層一層踏梯
讀下來尤仲
景文心雕龍
處師成法家
褚虎此莘奇
書秘書都後
世人作一部
腐書板書讀
塚了浮表沉
神六云誰人
不曉仲景已
是不堪三家
村學究了更
何至煞尾處

傷寒□□後條辨　卷一

表不成裏無裏不成表則無如署陰陽以行在而
界劃之使氣有定舍則邪至屬標屬本氣交爲逆
爲從可因處爲名而取之於其舍此在字竅也其
法先要捉定寸口乃緣寸口脈㑹準他部蓋脈之
在人六部不無參差而五藏六府氣皆聚于胃以
變現於氣口故寸口爲脈之大要㑹也寸口脈浮
界在淺知邪爲在表應亦淺於凡病氣之爲疏泄
爲閉凝俱責之府藏之外署自是營衛間事耳有
不能責表者必其標中夾本實處藏虛脈雖見浮

浮上一並婆
舌頭也。

標中夾本實。
處藏虛則後
條跌陽脈浮
而濇其病在
脾法當下利
之類。
標從本伏實
因虛隔即後
條營衛內陷。
其數先微脈
反但浮其人
必大便鞕氣
噫而除之類。

辨脈

裏必有奸仍兼裏診以驗裏氣來協不協寸口脈

沉界在深知邪為在裏應亦深于凡病氣之有實

熱有虛寒俱責之府藏之內署不當從皮膚淺處

求之矣有不能責裏者必是標從本昭實入虛雷

證雖見裏脈則有奸仍兼表者診以驗表邪肯罷不

罷所以㿠者表者裏者表之廓只此來出太入間邪正

應不應知其氣之臨裏不臨只此來出太入間邪正

分客主定已故表與裏對署之也若沉為取裏署

中又分表裏此則不去別營衛單別府藏矣府邪

二四

武好堂

裡陽失守之
數如脈浮而
數則爲風虛
相搏類氣帶
于府之濡如
陽明脈遲雖
汗出不惡寒
云云之類
舉一數脈該
諸陽脈言舉
一遲脈該諸
陰脈言

暑別裏之寸曰脈數數爲陽爲熱以邪乘於府府
爲裏陽所司者熱故也其有裏陽失守府氣遊列
而見數者則浮界鼓沉界不鼓藏邪暑別裏之寸
口脈遲遲爲陰爲寒以邪乘於藏藏爲裏陰所主
者裏故也其有裏陰被阻藏氣滯府而見遲者則
沉界搏浮界不搏求其法唯是表裏府藏間分診
又夾診故於浮沉遲數來辇斷可獨斷獨斷云何
假令脈遲此爲在藏也謂遲從沉見雖有浮數之
表不去責表矣以藏例府同法蓋表爲客邪裏之

假令脈遲之配府藏須要沽看從裏得之爲
貼不從裏得

之爲離不比
浮沉之在表
重是泉位於

平脈篇云初
持脈來疾去
遲此出疾入
遲名曰內虛
外實也初持
脈來遲去疾
此出遲入疾
名曰內實
虛也內實
府也內虛外
虛卽數爲在
實卽遲爲在
藏也皆從外
而責重于內

府藏開於本氣府又本之標藏更本之本經曰料
度府藏獨見若神則知其所舍消息診看之謂也

知其所舍消息診看則審察表裏三焦別爲之謂
也觀傷寒脈浮緊而尺中一遲便曰營氣不足血

少故陽明脈浮而遲便曰表熱裏寒用四逆何莫
非卽此處假令二字廣爲式也○此條以表裏府

藏揆出從前陰陽又爲下諸條作綱下文層層俱
從此條申辨側雖表裏府藏亦不外于陰陽狀合

之形身則無定者陰陽有定者表裏府藏以有定

辨脈

玉

式好堂

非表自是表。
裡自是裡也。

十八

者瘖無定使陰陽直從位求又綱中之日也

跌陽脉浮而濇少陰脉如經也其病在脾法當下利

何以言之若脉浮大者氣實血虛也今跌陽脉浮而
濇故知脾氣不足胃氣虛也以少陰脉弦而浮纔見

此為調脉故稱如經也若反滑而數者故知當屎膿
也

浮為在表必須夾着裏脉看者試一言其倒可乎
蓋在表之浮定三部俱浮不專責在寸口也傷衛
之寸口其浮不必言顧跌陽雖浮按之則濇不及

一破令濟在少
陰則下利又
屬腎而不屬
脾滑數在跌

少陰脈之浮能盡合風傷衛之常是以遂有脾病
而下利緣脾部有不如經之濇脈也若脈浮大則
稱如經合夫衛實營虛之中風證無疑今跌陽脈
浮按之則濇濇與遲同為陰脈以此例之此為在
藏也中部之藏在脾脾氣不足緣胃氣虛寒之故
與陽邪下陷之熱利不同診縱使有表自遵先溫
其裡後攻其表之定法治及藏矣若少陰之弦脈
未嘗非陰而不從藏斷者以弦在浮之上舉措總
見此而稍按則仍是浮弦筭不得弦故無弦脈之

辨脈

二六

式好堂

傷寒論後條辨　卷一

陽明屎膿又
屬脾而不屬
腎此等處全
要人將證候
活看以揣摩

脈法

病自是調而如經萬一少陰脈浮而裡有滑數之
診則直作屎膿斷之何也浮雖在表而滑數則為
在府也在藏在府之裏脈即從浮為在表內看出
來前所云假令脈遲此為在藏者又須察其何部
之府藏而分別之此一條是其例也

十九　寸口脈浮而緊浮則為風緊則為寒風則傷衛寒則
傷營營衛俱病骨節煩疼當發其汗也

表裏府藏合看不但裏之府藏病能從表脈中看
進去而浮為在表又可從裏證中看出來因立一

骨節對皮膚

言中風有惡

寒證無骨節

摑證是營衛

分表裡處

寒傷營之案以例之此與下條作一串看重在下
條此只輕輕遞過而以當發其汗也作笱頭○浮
字着在表緊字着在裏表裏如一之診也營衛俱
病猶云營衛俱有餘尤須合着骨節煩疼之營傷
證脈則不只芤浮浮而有力證則不只于頭痛惡
寒而必連及骨節疼其間別無在府在藏之兼脈
更無在府在藏之夾證如此方是浮爲在表之浮
在傷寒方是當發其汗之傷寒於作案處倒出正
示人不可將傷寒來泛看了遂將發汗來輕看了

二十

趺陽脈遲而緩胃氣如經也趺陽脈浮而數浮則傷

胃數則動脾此非本病醫特下之所爲也營衛內陷

其數先微脈反但浮其人必大便鞕氣噫而除何以

言之本以數脈動脾其數先微故知脾氣不治大便

鞕氣噫而除今脈反浮其數改微邪氣獨留心中則

飢邪熱不殺穀潮熱發渴數脈當遲緩脈因前後度

數如法病者則飢數不時則生惡瘡也

果屬在表之浮者發汗外無他法縱經誤治現○出

裡○證○而○邪○氣○窗○連○他○脈○雖○改○浮○脈○必○存○不○致○差○惑

一

前一條為數
為在府遲為
在藏句定簡
活倒此二條
為浮為在表
後一條為沉
為在裡句定
個活倒兄未
裡府藏四字
總非據四證
配着浮沉遲
數者

陽內陷故大
便鞕表欲升
故氣噫而除

也如寒傷營一證能如上文當發其汗則既汗之

後邪退正回寸口之浮緊者故為遲緩不必言而

趺陽亦復遲緩是為胃氣如經若前證不發汗而

誤下之則趺陽不惟無遲緩之而且升失浮緊

之外擊脈浮而數數為在府幾于傷胃而動脾矣

狀其傷胃而動脾實由誤下以昭其營衛故其數

也初診先微重按乃數而浮反在數之上自是在

表之邪現在只因邪氣內陷欲升不得升故大便

鞕氣噫而除是之謂脾氣不治中焦有所得也是

傷寒論後條辨　辨脈　天八　式好堂

入脈反浮今
字宜玩言病
之由來雖久
只據現今
脈較前反浮
救脈較前改
微攷從
前只是先微
今則診到底
雖前之不微
處來攷而為
微表盛不為
盛也縱使不
盛較前倍增
懿較前衛所
只是營衛所
陷之邪留而
不去潛動及

之謂邪氣獨畱表陽不能出也心中則飢邪熱不

殺穀潮熱發渴皆坐是相沿以脈反浮為在表之

浮而數改微非在府之數也若欲得解必是脈當

于後只以浮字為主不因緊與數而變其度數是

遲緩胍當遲緩必是發其汗失之于前者仍用之

謂前後如法所以然者數為誤下之浮為在表也

數故不作府治而只救及誤下之浮為在表也

諸證皆去病者則飢乃胃氣得回之飢非邪熱不

殺穀之飢矣惟胍于遲緩後仍不時見數此則陷

府氣耳病雖
在府却非府
邪仍以汗法
拔出表邪中
焦之腑氣不
治者自治安
經所謂病反
其本得標之
病治反其本
得標之方也

入之邪已著滯在經絡間必生惡瘡推之流注痛

痺等皆傷寒失表故故可見表證挾有陰邪便宜先

溫後表前條是其法也若挾陽邪自是先表後攻

○此條是其法也浮沉遲數又須分看者以此尚其

遵此例而廣及之乎○其數何云改微益數脈原

即緊脈始之勢盛則為緊邪外擊而主寒下後勢

後則為數陽向內而主熱故數之未去仍是緊之

未去胃氣實熱之數脈能消穀引食邪

徵則氣獨留之脈雖飢而不殺穀

二十一

師曰病人脈微而濇者此為醫所病也大發其汗又

傷寒論後條辨　　辨脈　　　　无　式好堂

傷寒論後條辨　卷一

數大下之其人亡血病當惡寒後乃發熱無休止時

夏月盛熱欲着複衣冬月盛寒欲裸其身所以然者

陽微則惡寒陰弱則發熱此醫發其汗使陽氣微又

大下之令陰氣弱五月之時陽氣在表胃中虛冷以

陽氣內微不能勝冷故欲着複衣十一月之時陽氣

在裏胃中煩熱以陰氣內弱不能勝熱故欲裸其身

又陰脉遲濇故知亡血也○

前法因誤下而在表上體認者○○○以其寫陽邪而尚

見表脉故也○若經誤治而脉已入陰則雖見表證

縱你止時兼寒熱證言謂諭冬諭夏無間斷也亡血是從前之證病當惡寒以下是現今之證非接連事觀末二句便知大汗大下是一層事亡血是一層事寒寒發熱當是一層事寒熱層事寒熱從亡血得來亡

又當從遲為在藏倒定法矣有如微而濇之脈在證不應惡寒而復發熱也病人有此只因從前曾為醫誤大發其汗而復大下之以致其人成了一個亡血之軀病根已為在藏故一病而微濇之藏脈輒應之大寒大熱祇是陰陽二氣之逆厥病在陽氣內微陰氣內弱非表也欲着複衣欲裸其身是一時遞見之證夏月欲着復衣則發熱時裸其身不必言冬月欲裸其身則惡寒時着複衣不必言極言寒熱勢之劇盛如此蓋微陽弱陰雖自勝

陽民論後條辨　辨脈　三十　式好堂

而從汗下得
聚曰此為醫
斯談也曰以
陰脈遲濇故
知亡血也皆
是從脈上推
原出來的

傷寒論條後論辨　卷一

復無休止時而生氣已絕於裏雖有時令祇增客
氣於其內何救於表此證陰陽兩亡何以首尾皆
曰亡血蓋并其有形者亡之矣末二句亦非釋辭
以遲字換去微字見不但微脈尺陰脈如此類皆
同○遲為在藏倒辨別盖不必有裏無表而始曰在
裏○尺表裏府藏只在脈上辨定或有不合處
仍在脈上推求其故也○大凡未汗下之浮沉
遲數與巳汗巳下之浮沉遲數不同看則未汗未
下之表裏府藏與巳汗巳下之表裏府藏亦不同

看須於脉證參差處一辨別之而定法在其中活
法亦在其中要觀其脉證知犯何逆以法治之也
脉浮而大心下反鞕有熱屬藏者攻之不令發汗屬
府者不令溲數溲數則大便鞕汗多則熱愈汗少則
便難脉遲尚未可攻

合前條觀之可見沉即是浮內之沉而數遲即是
沉內之數遲表裏府藏只從一個脉中遞分下去
便於診法有把拿矣狀却有一脉而介在浮沉疑
似間可以從表可以從裏可以從府可以從藏者

辨脉 〔三〕 式好堂

脈浮而大心
下反鞕有熱
十字作一頭
下面分三腳
屬藏其鞕為
熱結其鞕為
裡屬府之鞕
為陽隔其焦
為表若脈遲
之鞕為陰逆
注銚為裕

彼此之間逆從虛實係焉則又不可不從外證以
決猶豫也脈浮而大浮為太陽大為陽明而尚未
離乎大陽是脈在表裏之間矣證則心下反鞕而
有熱熱如煩熱躁渴之類非只發熱之熱下支汗
多則熱愈亦是此熱是病亦在表裏之間矣意欲
攻之恐裡陰未離乎表今一虛其裡而陽邪遂陷
意欲汗之恐表陽已入於裡今一虛其表而陰液
遂亡緩急之宜於何取決乎屬府屬藏從大便鞕
不鞕分表裏非陰陽之府藏也屬藏攻之藏病從

急府脉從緩也屬府汗之府脉從急藏病從緩也

蓋此證之下有似於大陷胸而非承氣證故曰攻

之此證之汗有似於大青龍而非麻黃證故曰汗

多則熱愈汗少則便難大陷胸所以去津液大青

龍所以存津液故并不令溲數也脉法相同而一

汗一下關係非小可不審之又審乎若復脉遲遲

為在藏以未離乎表之浮大合乎陰藏之遲恐實

證夾虛賜證夾寒俱沫可知敢攻之平只此一個

脉有在表在裏在府在藏之不同又安見其遞分

觀不令溲數
句知此之府
屬睘脫言觀
溲數則大便
鞕句知此之
數可知

二十
三十

之易易也故定法雖是如此神明則存乎其人耳

脉浮而洪身汗如油喘而不休水漿不下形體不仁

午靜午亂此爲命絕也

非其人而妄議及攻則大汗大下之法去病何難

難在辨證辯證何難難在辯脉辯脉何難難於脉

證參差兩在疑似之間辨之不確而實實虛虛之

禍頃刻關于命矣故上條尚未可攻留作欵後語

以接此條浮洪之脉洪卽大脉湧則爲洪夫浮大

之脉非命絕之脉一旦洪而得此陰陽離脫之象

其命之自絕乎，抑或有誤汗誤下以災之者。

又未知何藏先受其災，若汗出髮潤喘而不休者，此

為肺先絕也，陽反獨留形體如烟薰直視搖頭者，此

為心絕也，唇吻反青四支漐習者，此為肝絕也，環口

黧黑柔汗發黃者，此為脾絕也，溲便遺失狂言目反

直視者，此為腎絕也。

藏云受災明係虛虛之禍大汗則成陽脫肺心之

藏先受之大下則成陰脫肝腎之藏先受之脾主

陰而統四藏脫則無不脫者必其人先有此藏之

傷寒論後條辨　　辨脈　　　三三　　式好堂

虛而後受及於災視其所絕知犯何逆矣脈法可

不辨乎　卷一

人死身色必青陰氣前絕陽氣後竭者其

又未知何藏陰陽先絕若陽氣前絕陰氣後竭者其

必赤腋下溫心下熱也

陰陽二氣不離陽絕而陰未竭不死陰絕而陽未

竭不死但有先後之殊耳誤汗誤下之災縱令生

前之證莫可追憶而或青或赤尚留身色于死後

誰謂殺人而無證驗可遂逃其罪乎吾姑數舉之

浮大中藏有
遲脉在肉故
曰無血曰寒
經曰遲者營
中寒營爲血
血寒則發熱
也其醫及下

以爲從事傷寒而不辨及脉法者一警惕也。

寸口脉浮大而醫及下之此爲大逆浮則無血大則
爲寒寒氣相搏則爲腸鳴醫乃不知而反飲冷水令
汗大出水得寒氣冷必相搏其人卽䭜。

總此一浮大脉於脉遲尚未可攻之下忽接上死

證三條而畧不敍起致死之由乃於此條突出一

寸口脉浮大而醫反下之此爲大逆句作胃則仲

景明示人以此句爲透上前三條連來作接下之

虚勢波平風起藕斷絲牽文陣莫帀於此大逆無

之者以心下
反鞕故其醫
反飲冷水者
以其有熱故

謂者食入不
納有似於噎
然

踰於死旣往不必咎矣今更言其逆者浮未必無

血大未必爲寒而鞕反下之浮則無血矣大則爲

寒矣有表無裏此爲在藏鞕者於腸鳴之時應悟

腸空寒擊從藏治急救其逆爲當乃因其虛躁反

飲以冷水悸之又悸宜平寒加水搏而致噎也以

此證之下浮大脈而發中寒且虛如此則知喘而

不休等證之命絕者自是誤攻浮大兼遲之脈之

災矣表裏府藏之原頭可不辨乎

二十

趺陽脈浮浮則爲虛浮相搏故令氣詢言言胃氣虛

竭也脈滑則為噦此為醫咎責虛取實守空迫血脈

浮鼻中燥者必衄也。

其誤不知此證卽不飲冷水亦令致噦跌陽主胃

諦因飲冷水人遂歸咎于冷水而反令妄下者逃

下後大脈縱去減其寒浮脈現存益其虛水寒相

搏固諦胃氣虛竭亦諦為在藏故也甚者脈滑噦

曰府邪不過正氣去而邪陰實故寒得濁而加噦

此為醫咎在虛虛故也虛虛之咎誤下不可誤

汗亦不可誤下者責虛取實謂病宜責其虛反取

慎下之證已
有傾贓足驗
而誤汗之證
亦詳故出一
衄證補出之
陰格於下而
陽從上升故
衄

二十
六

其實也誤汗者守空過血調營之為衛守者原空
而更逼汗以竭其血也以致孤陽上越脈浮而鼓
鼻燥衄血肺氣之所存者有幾下厥上竭之勢成
矣合而觀之不過浮大一脈可攻者在此不可攻
者亦在此可汗者在此不可汗者亦在此一誤而
即成危可漫然曰浮為在表而不從人之府藏處
一辨歟裡氣言謂浮有按無也
一浮即為虛此等虛字俱指
者諸脈浮數當發熱而灑淅惡寒若有痛處飲食如常
者畜積有膿也

寺數自傷寒
之脉脉發燥
洒淅惡寒者
傷寒之所有
而若有偏處
飲食如常者
傷寒之所無
故嘔其為蓄
蓄有膿也

至於數為在府府則為熱果其有熱偏無寒或育
寒而不見表脉誰不知數為在府者而其惑人處
偏在數從浮見而發熱惡寒有似于寒傷營者若
非于若有痛處飲食如常之證一兼參之何以辨
其為陽熱之邪逆於肉裏而畜積有膿也蓋若有
痛處非一身盡痛可知曰飲食如常邪不在裏可
知非表非裏故數脉從浮脉而見不察之此而誤
以辛溫發散助其陽熱否則誤以寒涼徹熱過佳
邪氣滋禍深矣是則數為在府而不專在府辨之

辨脉

三六

式好堂

二十

九

赤易蕭更有如此類者

脈浮而遲面熱赤而戰惕者六七日當汗出而解反

發熱者差○遲為無陽不能作汗○其身必癢也○

若夫遲為在藏○藏則為陰○果其有陰而無陽或有

偏在脈浮遲而面熱赤○與戰惕似于風傷衛者○

陽而不兼表○誰不知遲為在藏者○而其惑人處○

得戰汗而解○者陽勝也○今以脈遲知為

若非於六七日不解○反發熱處一深求之○何以悟

出不解之故○由表陽為藏陰所持○衛少內托而身

療不能作汗○蓋面熱赤者陽氣怫鬱在表也○戰惕

脈浮而遲表
熱裡寒之診
面熱赤者表
熱也戰惕者
裡寒也此病
得戰汗而解
者陽勝也今
以脈遲知為
陰勝故雖合
宜脈之發熱

而遲脈無陽

在裡不能作
汗也
在府而不盡
在脉在藏而
不盡在藏以
數遲不從沈
見而從浮見
也

三十

者邪陰制勝於裡也發熱者陰寒久而逼陽於外
也表實裡虛中寒實甚故表脈並藏脈而見既宜
辛熱助陽於其藏又宜甘溫發散於其表兩脈平
治方不致誤是則遲爲在藏而不盡在藏辨之未
易辨者又類如此

寸口脈陰陽俱緊者法當清邪中於上焦濁邪中於
下焦清邪中上名曰潔也濁邪中下名曰渾也陰中
於邪必內慄也表氣微虛裡氣不守故使邪中於陰
也陽中於邪必發熱頭痛項強頸攣腰痛脛酸所謂

陽中霧露之氣，故曰清邪中上濁邪中下，陰氣爲慄，
足膝逆冷，便溺妄出，表氣微虛裏氣微急，三焦相溷，
内外不通，上焦怫鬱藏氣相熏口爛食齗也，中焦不
治胃氣上衝脾氣不轉胃中爲濁營衛不通血凝不
流，若衛氣前通者小便赤黃，與熱相搏因熱作使遊
於經絡出入藏府熱氣所過則爲癰膿，若陰氣前通
者陽氣厥微陰無所使客氣内入嚏而出之聲嗢咽
塞寒厥相逐爲熱所壅血凝自下狀如豚肝陰陽俱
厥脾氣孤弱五液注下下焦不闔清便下重令便數

寸口脉陰陽
俱緊人皆謂
兼尺部言是
未互照及末
條手足三部
脈皆至字耳
其人表氣微
虛故寸口脈

難臍築湫痛命將難全

從前諸脈曰表曰裏曰府曰藏着在內外淺深處又

不在淺深處分而在上下部分矣緣夾陰之爲證

分至若裏陰之脈夾表而成則脈之表裏府藏又

府藏涸一虛實相兼不塞則脫不脫則塞以其中

純夾陰毒辨得其脈且着不得手況其不辨者乎

凡陰脈之能爲殘賊者莫甚於緊緊則爲寒具嚴

凝肅厲之象若三部陰陽俱見何難以傷寒斷之

今只寸口脈陰陽俱緊浮沉皆搏指而有力而他

辨脈

三六

武好堂

墜陽俱緊裡
氣不宋故三
部脈不至於
二起一結處
雙照出中間
自可悟及仲
京文字之妙
冗寓及法也

部却不至此其於寒必先有所中故於中處得傷

則中字是根源而傷字亦同中字看耳中於上者

僅感外氣之清凉故曰清曰潔中於下者實由房

淅之濕穢故曰濁曰渾於何徵之凡陰中於邪者

其人內虛但見寒噤而慄便知表邪從虛而着矣

宄其由來表氣微虛不過形冷所致非若風寒外

入之甚而精太陽虛實是裏氣不守之故此邪中

於陰之根源也邪中於陰與陽邪見證自是不同

陽中於邪必發熱頭痛項强頸攣腰痛脛酸今皆

以後條之微
發熱手足溫
大發熱等字
密看知此處
無疑熱頭痛
等證矣

故使邪中于陰故使二字宜玩表氣微虛何由得中于陰則以裡氣不守之故鈌歟耳

無此則陽中者所謂霧露之氣耳益裡氣不守不

將風寒易入卽暑受表氣清蕭便能引邪入裡故

曰清邪中上濁邪中下而所見證莫非陽去陰逆

精氣下奪之象陰氣為慄足膝逆冷便溺妄出證

皆陰寒表氣微虛裡氣微急總上二證言所感

之初凡陰陽之見於外證者此僅示以端倪初不

與人以甚覺也就知毒流中焦濁邪不化邪氣壅

結而成壅瘀者始不可言原夫裡氣不守之時眞

精下走枯陽上逆一切殘精濁氣都隨枯陽退縮

辨脉

三九　　式好堂

胃中一經表邪作滯而營衛之間皆復布有其氣

所以疑者疑讆者讆此三焦相潤內外不通之所

由來也三焦相潤者謂清邪中上之處亦夾住濁

毒濁邪中下之處亦夾住邪表如油之入麵糊塗

不分內外不通者裡不得大便表不得汗也是爲

閉證閉則毒氣當中上焦怫欝口爛食齦固下焦

藏氣相熏使朕中焦不治胃氣上衝而脾氣不轉

亦下焦入胃爲濁使朕故不特營衛中無形之氣

逼而不通卽腸胃中有形之血亦凝而不流同身

金匱要略中
所云陽毒陰
毒者即此條
衛氣不前通
即成陽毒陰
氣不前通即
成陰毒二毒
得通即癰膿
便血之證又
冬傷于寒至
春發爲温病

自藏府以及經絡何一非濁毒克塞之地即就其
一欬欠得通者言之不可謂通也衛氣前通者先得
汗也究非清氣所升之汗故濁仍不降而小便赤
黃可驗不過衛氣與熱相搏因熱作使遊於經絡
出入藏府而暫得通也所以熱氣所過之處即淫
毒所過之處乃凑汗孔而爲癰膿如陰背濕癰結
毒等類皆是也陰氣前通者先欲大便也究非濁
氣所降之便陽氣厥微陰無所使二氣未經相交
而升降故清仍不升而鼻嚏嗌塞可驗不過表寒

辨麻

四十

式好堂

者亦卽此證
冬不藏精當
時無外感者
則爲春溫當
時中寒者乃
成此醫者皆從
腎水受傷于
名源頭也

此種病机頗
同陰陽易緣
彼襲中相火
之毒寒滷之
氣乘我情軼
衝射入經絡
表和夾之遂
無出路當夏
其甚于易病

與裡厥相逐爲熱所壅而所凝之血自下耳所以

兩邪相逐之氣莫非淫毒相挾之氣而色如脉肝

如藏毒結陰便血之類皆是二證雖有陰陽氣血

之別狀不成死證者以胃中陽氣自旺其始也陰

欲脱而陽持之其久也陰欲寒而陽通之雖鬱之

之深僅使毒氣連綿歲月耳所以狀者緊爲陰爲

寒而亦爲實也其或藏寒兼虛之莖腎氣素怯一

或中此只有陰精下脱并無陽氣上持故不惟陰

厥而陽亦厥謂表裏寒亦變爲裏寒有陰而無陽也

三焦總無火氣求其相溉而內外不通者不可得
也火敗則土衰脾氣孤弱失去底載求其胃中爲
濁者不可得也夫水穀入口其味有五津液各走
其道而腥防之者土也土衰則五液注下兼以下
焦不闔腎更不爲胃關可知由是腎既失其閉藏
肝亦失其疎泄後陰則清便下重似痢不痢前陰
則便數且難似淋不淋求其營衛不通血凝不流
者不可得也是則腎已伐根僅在臍間藥藥欲動
水巳絕流凡臍下蟄中及尾間之湫道因枯涸而

牽綾作痛生氣之絕也已絕于表氣微虛裡氣微

急之際矣脫故也是則同一緊脈有胃氣者寒雖

中而邪尚凝寸口之緊能爲下部操勝復無胃氣

者寒繞中而陽已去下部脈不至遂爲寸口絕根

林可見浮脈固從沉脈審府蔵氣而寸部尤於尺

部審府蔵氣也經故曰尺中脈微此裡虛須表裡

實津液自和便自汗出愈此則後條病六七日手

足三部脈皆至之謂也同此一脈同此一證其中

有危微剝復之別醫家遇此其可不辨之有素而

杜撰殺人之名乎

脈陰陽俱緊者．口中氣出．唇口乾燥．踡臥足冷．鼻中

涕出．舌上胎滑．勿妄治也．到七日以來．其人微發熱

手足溫者．此為欲解．或到八日以上反大發熱者．此

為難治．設使惡寒者必欲嘔也．腹內痛者必欲利也．

此條之證一同於上條踡臥足冷則濁邪中下．可

知鼻涕舌胎則清邪中上．可知所中顏與上同而

證之輕重較異．乃復戒以勿妄治何也．原此證有

二．一則枯陽上逆寒以中而成塞營衛不通血凝

傷寒論後條辨　　　辨脈　　　　　四二　　　武林好堂

口中氣出唇口乾燥者陰塞下盧射孤陽于上也。

至到七日以來微發熱手足溫則從前之爲厥寒可知此之謂陰誣所云裡氣不守是也。陰証不應發熱故以爲反、

傷寒論後條辨　卷一

不流者是也一則虛陽下泄寒以中而成脫陰陽
俱厥脾氣孤弱是也治脫宜急而治塞不能急條
中尚有口中氣出唇口乾燥一證近於胃中爲濁
之驗而脫證則未全具急治恐無中於脫而反有
妙於塞故不妨緩以待之到七日以來微發熱手
足溫者爲陽回陰去之象脫固非脫塞亦不塞庶
幾可調停於塞與脫之間以助其欲解之漸矣到
人日以上反大發熱者爲難治分明營衛久則必
通而孤陰無能內守裡氣隨表氣而外奪惡寒者

陽奪於上故必欲嘔腹內痛者陽奪於下故必欲

利益前此之不嘔不利者實陽邪固之陽邪去而

脫形現緊脈必因之而脫故也

脈陰陽俱緊至於吐利其脈獨不解緊去入安此為

欲解若脈遲至六七日不欲食此為晚發水停故也

為未解食自可者為欲解

脈陰陽俱緊至於吐利前證是也倘吐利後緊脈

獨不解則知陽邪雖去而陰寒之本氣仍從緊伏

脫尚未脫也此際可專意治其緊矣緊太而吐利

云食自可者

為欲解可悟

病後重在培

穀氣輕在袪

病邪之肯

不欲食指此
利止後言故
曰欲發

隨止此為入安知陰邪亦欲解也若脈遲至六七
日不欲食此非尚有前邪只緣脾土未復續得停
水治須補土以勝之使食自可而水之停不解而
自解矣。

人躁擾者必欲解也若脈和其人大煩目重瞼內際
黃者此欲解也。

病六七日手足三部脈皆至大煩而口噤不能言其

于足三部脈皆至厥氣已從脈回矣大煩口中噤躁
擾者緣此證近于塞一遽為實邪故于榮衛前通

此証在陽經
則作戴汗今
從燥論煩解者
陰經無汗故
也。

日重瞼內際
黃竹一句讀
重字平聲驗
從目不從月

之時真陽能逐盡經中之邪濁而作此戰勝之象
也欲解獨於此處加一必字見脉至之煩躁與前
條反大發熱者不同斷也不同斷者前條三部脉
不至而寸口之緊并解去也若脉和者緊去入安
之謂其人大煩陰得入陽而自復矣曰重瞼內際
黃者緣此證近於脫一遷為虛邪故陽氣得張于
曰脾土得甦而形於色足徵寒谷囘春之象而大
煩非關陽越可溫經散寒以助其欲解之勢矣條
中凡云欲解是病勢已可從此處解不是竟解只

辨脉

四四

式好堂

傷寒論後條辨

卷一

因寒脫二證恭詳未定難於着手必待虛實從欲
解處分別出來方可相機利導前云勿妄治正是
爲此但此數條者正見陰陽俱緊最是傷寒如經
之脈而其中又有表證作符驗何至危疑若此可
見表與裏實是互相根柢沉者浮之根尺者寸之
根後人於寸口脈陰陽俱盛關尺只是細微便當
防有陰證夾雜萬不可于表氣微虛裏氣微怠時
徒以二微字忽畧之也

三四

脈浮而數浮爲風數爲虛風爲熱虛爲寒風虛相搏

浮為熱之熱
指外證而言
較為虛之虛
指病根而言

則灑淅惡寒也，

既有陰證夾表之脉便有表證夾陰之脉謂於風

寒後重感陰邪也此不當於尺寸辨尤當於浮沉

辨也緣求陰之脉不必有藏陰之裡脉來朝但合

三部看來總是表不根諸裏府不本諸藏便屬表

實裏虛表熱裏寒而斷為夾陰矣浮而數傷寒中

多有此脉何以不曰在表在府也蓋浮脉雖不失

其為風而數脉無力之甚則為虛風為陽邪雖不

失其為熱而虛因藏得自不免為寒其所以不見

傷寒論後條辨　辨脉　四五　六好堂

載之出兼入
遲名曰內虛
外實之脈則
此之浮數可
名之曰有出
無入矣

沉遲而反見浮數者只因表邪擁盛寒自不能安
于藏故鼓而上升此風虛相搏之由也於何徵之
風與寒搏則發熱而惡寒今只灑淅惡寒知所搏
者非外寒而虛寒經所云無熱惡寒者發于陰也
故于浮而數中辨出其為表證夾陰之脈又不必
遲為柱藏而後謂之陰脈也從此推之浮為在表
而有不僅責之表數為在府而有不僅責之府者
皆當以假令脈遲此為在藏也一句訣法廣援而
博倒之於沉為在裏句內矣千百年來誰解此乎

脉浮而滑。浮為陽滑為實陽實相摶其脉數疾衛氣

失度浮滑之脉數疾發熱汗出者此為不治、

此與下條所以結全篇之大旨從前脉法既以陰

陽辨復以表裏府藏辨諄諄然反覆詳明者豈好

為此饒舌哉良以人身有正氣有邪氣邪氣盛則

實不辨而實其實則不治正氣奪則虛不辨而虛

其虛則死故于此條出一邪氣盛之脉法以示例

下條出一正氣虛之脉法以示例所以雙結上文

也浮而滑非不治之脉也然浮則為陽滑則為實

傷寒論後條辨

辨脉

四十六

武昇堂

陽實相搏而更助以數疾是日重陽邪氣盛極矣

衛氣失度之所由來也夫衛有常度從虛而健運

晝則行陽二十五度夜則行陰二十五度今浮滑

之脈數疾則風痰實火壅塞於纏次間衛氣從何

得暑失陽度則不寐所以有風痰卒壅昏迷不省

諸證失陰度則不寐所以有癲狂厥怒目不得眴

諸證若復發熱汗出則陽氣噴薄出而不入遂致

魚口氣粗咽喉響鋸或為登高怒罵卒狀僵臥雖

欲治之何從治之邪氣盛之禍如此使蚤從實處

此證雖見浮
滑却非汗證
故以發熱于
出為難治示
戒汗則助陽
也雖有從
前失汗得來
的欵此際則

才能汗矣

三十
六

辨而治之於府之表、則衛得循經、何至卒病而輒

有此、余首條欲人知夫脉大浮數動滑此名陽也

脉沉濇弱弦微此名陰也以此亦見必如此之浮

滑而沉有數疾之陽脉方是失汗失下之陽脉也

傷寒欬逆上氣其脉散者死謂其形損故也。

傷寒欬逆上氣非死證也。然實證以欬喘爲輕邪

中表而不及裡中上而不及下虛證以欬喘爲重

正自裡而損及表自下而損及上二者須于其脉

辯之傷寒脉浮虛則浮而散漫無根傷寒脉數虛

辯脉

武好堂

寒則傷形虚
家已不可任
更從傷寒法
治傷寒則脉
散於內形損
于外形氣不
復保夷形損
且能致死矣
傷寒之損營
衛血氣者多
端浮

傷寒論後條辨 卷一

則數而散亂無緒是謂兩傷正氣虚極矣所坐在

形損故也夫形與氣相依既已成尪羸瘦弱之體

自無復有克盈腴澤之氣稍遇傷寒而營衛纏侵

氣血兩奪唇紅潮熱諸虚百損之證逓見矣不死

何待味者方歸咎于傷寒失表而不悟所由來使

早從虚處辨而治之於藏之裡則精勝邪却何至

傷寒而輒有此余首條欲人知夫陰病見陽脉者

生陽病見陰脉者死以此凡脉無根俱曰散亦以

見陽病見陰脉之死不必沉濇溺弱微爲陰脉之

見而大浮數動滑中無陰脉之見也經曰別於陽
者知病之所由生別於陰者知死生之期實實虛
虛皆能致死使非辨之於陰陽辨之於表裏藏府
何從得其就為正而不虛其就為邪而不實其
實此辨脉法之所以不容已也○結處乃提出一
傷寒字見全篇脉法俱要着在傷寒上體認傷寒
欵逆上氣最為常證脉散形損則死其欲人將傷
寒看得輕形氣看得重此仲景一片婆心全論鉄
案看至此而叔和為三日可汗三日可下作俑處

經曰養神者
必知形之肥
病營衛血氣
之虛衰血氣
者人之神不
可不謹養

傷寒論後條辨　辨脉

直是罪不容于死矣○○○○○○○○○

世之習傷寒者謂仲景論中有三百九十七法法
何多哉多則不成法矣仲景自言其法者二辨脉
法平脉法外此並未嘗言法世人反舍此不言豈
其去少就多良由不知法之爲法耳法猶方圓中
之規矩妍媸中之鏡子規矩誠設雖千萬之方圓
總不離規矩之一鏡子誠懸雖千萬之妍媸總不
逃鏡子之一以一統萬是之謂法欲於傷寒門討
法誠莫如脉夫脉爲方圓中之規矩妍媸中之鏡

子則此規矩鏡子可不製而有現成之規矩可不
鑄而有現成之鏡子否乎仲景之二脈正是要人
製規矩鑄鏡子耳而製規矩鑄鏡子先不可以無
法是以要辨要平故此處之論脈論證與六經篇
之論脈論證大是不同六經篇之脈證是已有現
成之規矩現成之鏡子只須方圓處一比妍媸處
一對耳自然而然不待造作此處之脈證正是造
規矩而極力求其穩當鑄鏡子而極力求其光淨
之時凡言證者非以脈辨之平之乃惜彼來作繩

辨脈

昆

武如堂

傷寒論後條辨　卷一

尺以整齊規矩作粉霜以拭磨鏡子務使規矩無
一毫遠度鏡子無一毫罍翳此時之法已成雖千
萬之方圓千萬之妍娟總不出我範圍何三百九
十七之有哉此仲景之自爲法者如此今人有志
於傷寒且漫何六經中間方員較妍娟須是自家
製規矩鑄鏡子要緊○六經內三陰惟少陰厥陰
多假證如躁煩戴陽類是也然而其脈不假三陽
中陽明間有假脈如熱深厥深而脈反沉之類是
也然而口燥舌乾不得臥之證自在仲景惡其惑

人竟迷諸少陰厥陰列不與同中土少陰三承氣

證厥陰一調胃證皆從而外之之詞也至若大陽

脈證原自無假太陽之脈必浮太陽之證必發熱

只因太陽一經與少陰腎為表裏同司寒水所以

表證原自根裏脈雖浮而浮中自分虛實實則主

表虛則便關乎裡證雖發熱而榮熱原分標本標

則從邪本則便關乎正世人顧表不及裏顧邪不

及正卒病一來開手便錯以致壞病種種莫不自

太陽變成此非太陽之假人自不辨其標本不辨

傷寒論後條辨　辨脉　　　五十　　式好堂

其虛實耳。仲景辨脈平脈二法。只從太陽中深文

刻覈。從浮脈辨及標本。辨及虛實。此二毫備見。使無

遁情。此處不錯。陽明三陰。自無錯處。至若少陽一

經。豈無潤滑。然少陽來路。必由太陽。不兼太陽之

證不成少陽矣。故辨在太陽。自可統及少陽。不煩

多費詞說也。

傷寒論後條辨卷之一終

新安程應旄郊倩條註　門人朱元度月思校

平脈法

前篇辨脈理此篇示診法示診法而云平何也平

即平天下之平有絜矩之道焉辨之精自能平之

當呼吸間有了軌度則於凡脈之來而藏氣而歲

氣而形氣而陰陽二氣無不於斯得均齊方正之

準又何太過不及之差如相乘脈賊脈之能逃

我寸尺乎自此而可以守約自此而可以該博自

三八

傷寒論衍徐新　卷三

此而可以傷寒之脈準諸壞病亦可以諸壞病之
脈準傷寒○一以貫之○傷寒雜病直作平等觀耳然
則仲景之有傷寒論豈仲景之傷寒論直謂之爲
仲景之陰陽論仲景之營衛論仲景之脾胃論仲
景之三焦論○水火論○又胡不可○無大無外不向傷
寒門尋偏側法○此平字之源頭也

問曰脈有三部陰陽相乘營衛血氣在人體躬呼吸
出入上下於中因息遊布津液流通隨時動作效象
形容春弦秋浮冬沉夏洪察色觀脈大小不同一時

之間、變無經常尺寸參差、或短、或長、上下垂錯、或存

或亡、病輒改易、進退低昂、心迷意惑、動失紀綱、顧爲

其陳、令得分明、師曰子之所問道之根源、脈有三部

尺寸及關、營衛流行、不失衡銓、腎沉心洪、肺浮肝弦、

此自經常不失銖分、出入升降、漏刻周旋、水下百刻、

一周循環、當復寸口、虛實見焉、變化相乘、陰陽相干、

風則浮虛、寒則牢堅、沉潛水畜、支飲急弦、動則爲痛、

數則熱煩、設有不應、知變所緣、三部不同、病各異端、

太過可怪、不及亦然、邪不空見、中必有奸、審察表裏、

平脈

一

為子條記傳與賢人。

三隻別焉知其所舍消息診看料度府藏獨見若神

此總敘平脈之根源借問答示其法雖似脈法中

一篇小敘然一部傷寒論定法之源頭皆根據於

此脈有三部陰陽似有定位竟陰陽之相乘者

無定邪此皆本之營衛營統乎血衛統乎氣在人

體躬即體躬之陰陽也故邪之乘也必乘乎此營

行脈中衛行脈外無不隨脈道呼吸而出入于上

下中之三部凡脈之見於寸口趺陽少陰者無非

於脉法中列
出陰陽列出
營衛列出血
氣列出津液
盖欲人於此
病之衰須從
體卽中認此
寫挹漏凡四
時之氣以此
而符五藏之
氣於此而驗
此卽料度府
就獨見若神
之謂也

此也營衛因息以遊布津液因營衛以流通故凡
血氣津液皆得依營衛之盛衰呈現於脉隨時動
作効象形容自是不爽如春而木用事營衛發陳
脉應以弦秋而金用事營衛容平脉應以浮冬而
水用事營衛閉藏脉應以沉夏而火用事營衛蕃
秀脉應以洪之類其間邑脉可以兼泰大小各不
一樣從而廣之脉何難平狀此自其經常言之誰
人不懂迫夫經者不經常者不常變生一時之間
尺寸短長有參差上下存亡有垂錯病一至輒改

傷寒論後條辨

平脉

二

式好堂

傷寒論後條辨　卷二

易其常進退低昂間皆心迷意惑處平日所恃為

紀綱者到此毫無把柄何得不從道上討根源也

脈有三部不過尺寸及關使營衛流行其間者不

失衡銓腎心肺肝沉洪浮弦者不失其沉洪浮弦

此自經常分何失狀無病之經常不可以之治

有病則無病經常之脈不可以之脈有病貴在得

其虛實得其變化之相乘陰陽之相干方謂之道

道於根源上有法也脈之出入升降不徒然出入

升降實應刻漏而循環五藏六府為終始故水下

適之根源指
迷言分明以
六經為支派
丁

百刻循環一周從平旦復會於寸口此脈之大要
會也榮衛慄慄甲脈見于寸口卽為虛營衛高章脈
見於寸口卽為寒凡變化相乘陰陽相干無不変
現於寸口風則寸口脈浮虛寒則寸口脈牢堅寸
口脈沉潛為水畜假令變為支飲則寸口脈亦變
急弦矣寸口見動脈則偏寸口見數脈則熱煩應
無不應只據寸口設有不應病上失其經常矣仍
從脈上知病變之緣必三部脈協於寸口有不同
至病邪生出異端蹻脈便得下利少陰見一滑數
如寸口脈浮則為風跗陽見一

平脈 三 式好堂

經曰治病之
道藏内為寶
宿求其理求
之不得過在
表裏守數據
夫守數攄理
治淺失俞理
天下聖人之
治病也必知
天地陰陽四
時經紀五藏
六府雌雄表
裏審於卹分
知病本始八
正九候診必
副矣
論決

傷寒論後條辨　卷二

脈便得尿膿類推其所
變未甞復緣於風也
部不及於寸口亦然三部上夾兒一邪府藏中必
伏有一奸此處不當為病感仍從脈上審察表裏
別及三焦寸口外所以復有趺陽少陰之診也盖
病固有舍經曰五藏六府邪之舍也從舍上消息
診看之見偏察隱顯偏察微不料度病而料度其
府藏是則舍支沠而取根源何不獨見若神之有
凡吾之著論俱是從藏府上定法使人審表裏察
三焦也分六經所以署之使病從此為勘驗耳何

前條所謂對
廢府戲醫見
若神者何莫
非呼吸間事.
故曰脉之頭.

息而在心彼心粗.氣浮者烏足與語呼吸間.

無脉法而求之指下千綠萬縷何從得頭緒來○

平人氣象論黃帝問曰平人何如岐伯曰人一呼

脉再動一吸脉亦再動呼吸定息名曰平人平人

者不病也常以不病調病人醫不病故爲病人平

息以調之爲法.

初持脉.來疾去遲此出遲入疾名曰內虛外實也.初

持脉.來遲去疾此出疾入遲名曰內實外虛也.

呼吸爲脉之頭於何見之凡脉有去有來有出有

傷寒論後條辨　平脉　四　式好堂

疾字兼諸陽
脈言遲牢兼
諸陰脈言來
字出字貼在
外去字入字
貼在內
辨賑篇內假
令脈遲此為
在藏與此條
同法內外字
當表裡字看
虛實與當府
藏字看

卷二

入遲則為虛疾則為實不須呼吸亦稍得之而一

息之間有出入疾遲則一脈之中兼表裡虛實非

澄潛呼吸之間何能細細區別名之曰此為內虛

外實此為內實外虛也醫家治病非難而名病為

難誠能推此例而表裡虛實一一秋毫無爽此算

呼吸間事而亦何莫非呼吸間事醫家宜自討頭

腦矣○初持脈三字宜玩名字從此字得來此者

指劃在心名者區別在口脈纏到手便能此便能

名當下領會不着遲疑然有心閑手敏意呼吸鍊

到此方是真呼吸○指下但使內外虛實不差便

已思過其半其餘外證多是望問間事仲景但要

人名病不必人名證稍費精神於揣摩呼吸便不

真故此後先從望問上說起

四問曰上工望而知之中工問而知之下工脈而知之

願聞其說師曰病家人請云病人苦發熱身體疼病

人自臥師到診其脈沉而遲者知其差也何以知之

表有病者脈當浮大今脈反沉遲故知愈也假令

病人云腹內卒痛病人自坐師到脈之浮而大者知

其差也何以知之裏有病者脉當沉而細今脉浮大

故知愈也○

脉而知之固呼吸事而呼吸間有未逮處？則法在

望問故承此條以示倒病家人請云及病人云皆

師未到時之病得之於問述者病人自臥自坐是

師巳到時之態得之於望者此時胸中巳有一表

裏和不和之成見矣故一脉而知之知其差知之

於巳差非斷其差也○

師曰病家人來請云病人發熱煩極明日師到病人

經曰凡診必

先問其所始

病與今之所

方病而後各

切循其脉視

此浮沉以上

下逆從循之

向壁臥。此熱已去也。設令脉不和。處言已愈。

一陽熱證多外向陰寒證多內向發熱順極而向壁

臥陽已得陰而解今日之望殊於昨日之問聞脉

縱不和而必和可以斷矣○

設令向壁臥聞師到不驚起而盻視若三言三止脉

之嚥唾者此詐病也設令脉自和處言汝病太重當

須服吐下藥針灸數十百處○

病非婦釋詐者殊少仲景亦不欲人舊其欺其爲

醫謀者至矣○

傷寒論後條辨　卷二

師持脉病人欠者無病也脉之呻者病也言遲者

也搖頭言者裏痛也行遲者表強也坐而伏者短氣

也坐而下一脚者腰痛也裏實護腹如懷卵物者心

痛也

此更就望法而引伸之欠者先引氣入而後呵之

謂陰陽和故欠呻者吟而聲苦歎之謂有所苦故

呻言遲者語言澁蹇之謂風邪拘其舌絡故言遲

搖頭言者痛深則艱於出聲故必待頭左右引而

後能言行遲者步履不隠之謂風邪束其筋絡故

行遲行遲曰表强則言遲爲裹强可知坐而伏者

內實氣短恐其動則增促也坐而下一脚者坐久

則痛鬱下一脚以求伸也裹實護腹如懷卵物者

心痛則傴手捧其下如有所懷而防墜也

師曰伏氣之病以意候之今月之內欲有伏氣假令

舊有伏氣當須脉之若脉微弱者當喉中痛似傷非

喉痺也病人云實咽中痛雖爾今復欲下利

此於望問外更示人以意候之法特出伏氣一證

倒之今月之內欲有伏氣謂此月正當發伏氣之

傷寒論後條辨　卷二

經曰喉主天氣咽主地氣故厥陰有喉痹欬陰無喉痹少陰屬上焦之火鬱少陰屬下焦之寒断·

喉痛祗是假熱下利乃假直寒以真破假要在脈上

司根據·

月假令舊有伏氣當須脈之謂此時之病輒防舊

有伏氣診脈便當留意於此伏氣一病多得之於

冬萬類至冬而潛藏畏冷故也人身之氣亦如之

冬不藏精之人精去陽虛腎氣無陽以安遂逆上

而伏處胃中胃暖而腎寒故也得寒而伏者必得

暖而伸所以此病發於春夏交者多若從前腎陰

受病者發則為溫病祗少陰經氣自縮者發則為

伏氣一為陽邪一為陰邪從藏府而分寒熱分清

濁也病本得之於寒故脈微弱病屬少陰故咽痛

當喉中痛以
傷已意及之
矣恐其人狐
疑爲痺煊故
以下刊決其
惑其云雖爾
者亦意候之
辭也意候在
脉不在病上

而復下利腎司二便而其脉夾咽故也更有小便
清白可驗然必以意候之何也以喉痺一證挾時
行之氣亦多發於春夏交彼則隨感隨發此從伏
氣而來同證而表裏寒熱有不同故意之而仍脉
之喉痺屬實熱痛必喉傷伏氣屬虛寒痛而無傷
故曰似病涉疑似輒不可不敬慎如此非今人醫
者意也之謂

吳問曰人病恐怖者其脉何狀師曰脉行如循絲累累
然其面白脫色也

傷寒論後條辨　平脉　七　式好堂

傷寒論後條辨 卷二

此下更示人察色合脉之法恐則氣下神被奪矣

故脉細而且不定面色白而且脫也

人不飲其脉何狀師曰脉自濇唇口乾燥也

不飲如婦人閉氣二三日湯水不沾唇類肺失遊

溢之精氣故脉濇而唇口乾燥○

呪人愧者其脉何類師曰脉浮而面色乍白乍赤○

愧則心虛負歉肺氣亦蕩而不定故脉浮而面色

乍白乍赤○以上三條非病也有所負於中輒復

形之色與脉以此推及於病情而有餘不足之間

無不可卽外以徵內矣○

問曰脉有災怪何謂也師曰假令人病脉得太陽與

形證相應因爲作湯比還送湯如食頃病人乃大吐

下利腹中痛師曰我前來不見此證今乃變異是名

災怪問曰何緣作此利答曰或有舊時服藥今乃

發作故爲災怪乎○

望問固醫家之事亦須病家毫無隱諱方能盡醫

家之長因復出此條爲病家服藥瞞醫之戒災因

自作而反怪及醫故曰災怪然更有怪災病不可

不知得仲景法處仲景方病家大怪以示諸醫益

搖腦吐舌而大怪乃從其不怪者治之輕者劇重

者死而災及其身終不解其病謂何病此病近日

竟成寢沿門漸染仲景却未言及想仲景時祇有

災怪病尚無怪災病耳一噱

平間曰經說脉有三菽六菽童者何謂也師曰脉人以

指按之如三菽之重者肺氣也如六菽之重者心氣

也如九菽之重者脾氣也如十二菽之重者肝氣也

按之至骨者腎氣也假令下利寸口關上尺中悉不

經目察其府
藏以知死生
之期必先知
經脈狀後知
病脈

見脈然尺中時一小見脈再舉頭者腎氣也若見損

脈來至爲難治。

此條以下方撇去望問功夫一意脈而知之之事。

脈本於陰陽從五行生而五行合乎五藏五藏氣

之所朝各有層署五藏氣之所次各有方位其間

體象則肖乎形禀受則依乎胃休旺則從乎時勝

復則存平制陰陽離合之間生死係焉是則各藏

氣之脈所宜首攷也則自腎始天一之所生

故愈就腎藏而列及各藏之層署之方位其餘若

平脈　九　式好堂

體象則不可假借而胃氣之脈制勝之脈從令之
脈可彼此互考而得之故舉一藏而五藏之氣存
焉○浮中沉五藏氣所朝之層署舉按尋診家指下
之權衡三菽六菽從舉字內分輕重以別心肺之
氣十二菽按至骨從按字內分輕重以別肝腎之
氣九菽從舉之下按之上得輕重之勻以別脾氣
所云菽者特約署言之非有其形也以後言肝脈
心脈肺脈皆照此以定舉按輕重之間可以
得五藏氣有餘不足矣又須從各藏之部位定之○

藏脉非沈掯
及藏語有此
藏之病方去
合此藏之脉
有餘不足從
病脉相互處
斷其吉凶故
以側腎其條
藏俱掯在假
今二字内关
此部之病又
只從此部脉
斷故先有三
部悉不見脉
之示以他部
皆無關于腎
也

藏有五而寸口關上尺中部只三故但定腎脉於
尺中可以不言北方而以後若東若南若西自可
照方而定左右部位又可以不言寸口關上矣凡
五藏各有本脉之形如肝脉微弦濡弱而長等是
也腎脉沈濡而滑獨不言之葢巳繪其形於尺中
時一小見脉再舉頭者腎氣也句内上文云按之
至骨者腎氣也照此腎氣内當有按之至骨字是
為沈時一小見四字是為濡舉頭二字是為滑再
者云一呼再至也合一吸為四至而不言四者中

平脉

十

武妹堂

傷寒論後條辨〇〇〇卷二

尚有太息之餘在內此一字實該微弦濡弱而長

等脉乃見於腎藏脉中〇以作互文真是奇筆凡藏

脉關係〇在於印合本藏之證〇以定吉凶〇故特於腎

藏中拈下利一證〇以例其餘〇緣下利屬腎家病雖

上中二部〇悉不見脉〇不過因腎虛下陷〇不足擬心

肝肺之絕與〇未絕〇單從尺部北方取腎氣於尋之

一〇字可耳〇得本藏脉則〇吉〇得損脉則〇凶〇一息三至

爲損脾之遲脉也〇土來剋水〇是爲鬼矣〇求腎氣於

尺部〇其法如此〇則以之求他藏之脉〇凡其所有者

五二

不妨倒而無之其所無者不妨倒而有之也○照
下文則此條宜有腎者水也名少陰句何為缺之

益腎有兩左水右火而少陰之氣全藉手少陽為

溫育故不欲以北方專屬之腎言外明是倚重三○

集意

問曰東方肝脉其形何似師曰肝者木也名厥陰其

脉微弦濡弱而長是肝脉也肝病自得濡弱者愈也

従令得純弦脉者死何以知之以其脉如弦直此是

肝藏傷故知死也

傷寒論後條辨　　平脉　　士　　式好堂

脉病自得濡
弱之自字正
指本部言也。
與前條尺中。
時一小見之
尺中字互發
以爲例
微弦二字單
屬之肝若濡
弱字則誂藏
脉内俱察兼
此特從肝部
倒及之

傷寒論後條辨　卷二

曰東方則候在左關可知○曰肝脉則按從十二敳

可知他皆倣此微弦二字連讀弦不甚弦也濡弱

爲胃脉有冲和之象春升之氣以土爲本弦而濡

故不可汗弦而弱故不可下肝主關泄疏通一經

汗下便傷胃氣可見肝病輒宜實定胃氣弦直曰

肝藏傷以其代土適自絶去發生之源耳

南方心脉其形何似師曰心者火也名少陰其脉洪

大而長是心脉也心病是得洪大者愈也假令脉來

微去大故名反病在裏也脉來頭小本大故名覆病

上下頭本字。
世人從寸尺
上分看是未
照到其形何
似之脈形字
耳。

在表也。上微頭小者。則汗出。下微本大者。則為關格

不通。不得尿。頭無汗者可治。有汗者死。

來去頭本上下字俱在診家一箇指頭上來去以

脈勢言頭本以脈體言上下以指法言診南方心

脈只在左寸六菽上定其有餘不足豈容浮沉寸

尺移動來微去大微字非微小之微乃衰微之微

言著指於六菽上脈形雖大而來勢不如去勢之

盛益大而不洪也第二句來字第三四句微字俱

從此句來微字剔出來雖不微而頭小本大其體

尖而短大不能過於本位蓋大而不長也第三句
頭小第四句本大字又○從此句○頭小本大字剔出
頭小即蒜本大上句不言本本大可知下句不言
頭小可知上微頭小者言所謂來微之勢若從
上邊頭小處微將去○難是○不洪不長而大猶有根
若從下邊本大處微將去則大并無根有陰無陽
心火減盡矣緣心脉純陽火炎盛上洪大長三字
有一不具便屬陰邪所干火體失旺病在裏者陰
反消其陽於內也病在表者陰覆占其陽於外也

五三

汗出者陰盛於上無陽以衛衛也關格不通不得

尿者陰盛於下無陽以化氣也頭汗出則陽從上

脫孤陰獨盛其與趺陽脈伏而濇之關格脈雖有

異而有陰無陽其理則同難治宜矣

西方肺脈其形何似師曰肺者金也名太陰其脈毛

浮也肺病自得此脈若得緩遲者皆愈若得數者則

劇何以知之數者南方火火剋西方金法當壅腫爲

難治也

本藏脈外總以生我者爲吉剋我者爲凶故又於

癸俱指胃脉
言失去緩遲
故求求乘土
而不復制火。
水火交攻土
金而敗矣。

此條指出倒之濡弱爲土脉土則生金數爲火脉

腫是水火相射也故難治〔齊腫一作廱腫脈脹言〕

火則尅金金傷不能過調水道爲喘爲脹壅而兼

問曰二月得毛浮脉何以處言至秋當死師曰二月

之時脉當濡弱反得毛浮者故知至秋死二月肝用

事肝屬木脉應濡弱反得毛浮者是肺脉也肺屬金

金來尅木故知至秋死他皆倣此

尅我者死前已見之但彼屬藏氣而未及月令故

復出此條足之濡弱字兼有微弦而長四字在內

數條雖摽脈
言脈狀欲醫
家於脈上毋
傷藏氣毋伐
天和之意其
在言外。

金來剋木雖該寸關尺言而肝部尤為關係、脈氣
禀於陰陽陰陽按乎四季脈氣之生旺休囚於已
不覺而時令早已兆之故其制剋合符於藏氣者
如此醫者不明於順逆避從以為補奪則以之代
藏氣歲氣之司生者不足而以之代藏氣歲氣之
司殺者有餘矣○

師曰。脈肥人責浮瘦人責沉。肥人當沉今反浮瘦人
當浮今反沉故責之

五藏之脈各以菽數之輕重別浮沉合則吉違則

傷寒論後條辨

平脈

古 武好堂

內經曰候法
必先度其形
之肥瘠以調
其氣之虛實
故着此一篠
於藏氣令氣
之後誠欲谷
人形於陰陽
四時虛實之
應也

凶固不待言矣而人膚肉有厚薄又須斟酌於輕
重間以合指法之舉按若不觀形與質以合脉度
則以不當見之浮沉反認爲合於藏氣歲令之浮
沉者有之故又出此條例之責者治也懲也病未
見而脉已見便可從此懲而治之使得如經肥瘦
其一端耳而病之當懲治者不止一端也
師曰寸脉下不至關爲陽絕尺脉上不至關爲陰絕
此皆不治決死也若詡其餘命生死之期期以月節
剋之也

藏有五其生尅制化之理於腎肝心肺巳不啻詳
及之矣而獨畧於脾說者謂其寄旺於四季四季
之中各有土故不妨畧之。然有說焉為脾為四藏
之母畧之所以尊之。所以責重之何以明其然
也脾主中州位乎兩關雖以東方之肝部亦兼而
統轄之退厥陰於下雋而不令其互為牽制其故
何也陰陽出入以關為界而藏氣循環終而復
始自下而上則陰升為陽自上而下則陽降為陰
陰陽互換而亦互根其所以為之摈而為之根者

平脉

十五

式好堂

脾藏各常注
胃土之精也
土者生萬物
而法天地故
上下至頭兒

關之職也關則必有津梁陽欲降不能自降陰欲
升不能自升得津梁為之迎送而升降者降
矣此之謂互換關則必設防監陽欲降何者不降
陰欲升何者不升有防監為之開別而陽可降陽
之清者不許降陰可升陰之濁者不許升也此之
謂互根唯其互換所以互根今則寸脈下不至關
是心肺之陽為之阻絕於上矣尺脈上不至關是
肝腎之陰為之阻絕於下矣陰陽方欲互換以為
根而關河隔斷欲渡無梁是則斷絕之形實由於

關而陰陽乃致阻絕世未有關河不斷而能阻人
以往來者以關之不治而成寸尺之皆不治則斷
絕於始阻絕於中者必死絕於末縱有一藏之游
氣為餘命不過野馬塵埃耳一逢月節之剝而旺
氣被奪無能為矣夫天地之設關所以達南北東
西之路而為之要衝要衝為南北東西而設則凡
南北東西之精華皆得輸之於關而納之外府府
以所納之精華稟命於關主而復散之四方所謂
和調於五藏洒陳於六府者皆是物也苟輸納能

傷寒論後條辨

平脉

六

式好堂

傷寒論後條辨　卷二

不失職關何由絕納而不輸責之心肝肺腎輸而
不納責之脾之外府外府者胃也凡人之生皆受
氣於穀萬物資生之本也而凡穀之入必先至於
胃萬物歸土之義也但使四藏之中各有胃脈而
關河絡繹何至陰陽之絕脾為四藏主又何必詳
及之而始見其尊且重哉○上下俱不至關則陰
陽各不能以其所有易其所無○不免飽死脾胃既
不能有其所無自當無其所有不免飢死不言脾
只言關兼責胃可知

三·四十六○·六

五

師曰脉病人不病名曰行尸以無王氣卒眩仆不識

人者短命則死人病脉不病名曰內虛以無穀神雖

困無苦

脉之為脉何物也資始於先天之元氣資生於後

天之穀神一則曰命之本二則曰氣之神三則曰

形之道經曰天和者是矣故脉不可須臾使病也然

合上文觀之藏氣之乘違能令脉病歲令之乘制

能令脉病形氣之不合能令脉病陰陽二氣之不

接能令脉病脉之受病多端若此而人不覺悟者

傷寒論後條辨　平脉　十七　式好堂

雖目脈病狀
必見人不病
時有以致之
故有卒狀之
死

卷二

以其人未病耳執知脈病人不病名目行尸所以
良工治病於未形者爲此行尸急救其脈恐不遑
於臥尸急救其人也○若尋常醫家病家能於玉氣
未乘之先震虩而如焚如溺者有幾卒眩什不識
人而死無非短命使然使早得良工察脈未必不
十救二三蓋脈病之惡惡在不與人以打點遂有
行尸之號耳若人病脈不病以無穀神而救內虛
則亦不必頒能救脈之醫始知養胃充穀以救其
人矣故蹷困無苦下段不過借來以形容世人但

知醫人不知醫脉殊不知人可不醫無害脉若不

醫必死脉不病亦不必為平和但無脉病之脉耳

病除傷寒屬虛者多諸虛皆本於胃故以內無穀

神該之

問曰脉有相乘有縱有橫有逆有順何謂也師曰水

行乘火金行乘木名曰縱火行乘水木行乘金名曰

橫水行乘金火行乘木名曰逆金行乘水水行乘火

名曰順也

脉之有紀從陰陽始始之有經從五行生惟五行

平脉

六

武好堂

能生所以五行能死從前所列藏氣歲氣形氣陰

陽二氣皆能令人成行尸者無非生氣先去而死

氣乃乘生氣去在死氣未乘之先無論縱橫逆氣

為死氣卽順氣亦成死氣兇順氣一而逆氣三卽

無病之軀亦且正不敵邪雖殘賊我者少而乘我

者正多縱有些微殘賊祗成病氣唯從病氣中傷

及正氣則殘賊未除而縱橫遂逆心肝肺腎盡化

殘賊之流而生氣亦成死氣矣所以有相乘之脉

有殘賊之脉相乘為正氣虛之脉隨其所虛而傳

及之之謂殘賊為邪氣實之脉恃彼之強而虐及
我之謂二脉不辯往往自開一可乘之隙以招殘
賊之來所以傷寒以正氣虛為重以邪氣實為輕
正氣虛者多邪氣實者少故特於行尸條後揭出
相乘殘賊二脉以示辯焉乘猶乘傳之乘行猶行
在之行五行之行次以此為傳舍內無室家作居
停可知掃除備至難免車馬之騷擾可知傷寒稍
一夾虛變證必然百出雖從其所勝所不勝以分
縱橫逆順而和取從折屬之中必先顧及主翁斯

五九二

一定之法也

寸口諸微亡陽諸濡亡血諸弱發熱諸緊為寒諸乘

寒者則為厥鬱冒不仁以胃無穀氣脾塞不通口急

不能言戰而慄也

被乘之脈必無實脈邪乘之證必無虛證明眼人

不當以脈為證惑也諸字指諸脈而言即下文五

藏六府相乘者是也諸微亡陽四句是受乘之本

諸乘寒者以下是乘及之證諸乘寒者謂所乘之

脈又屬寒脈如沉遲濇細之類寒又夾寒所以其

以胃無穀氣
而下是推原
鬱冒不仁之
故不欲人之
誤作尸厥而
用及牛黃丸
類以殺人也

證厥而中雖是鬱冒不仁口急不能言戰而慄而
胃無穀氣痹塞不能逼是其根源則因虛致寒因
寒致厥可從脉辨也

問曰濡弱何以反適十一頭師曰五藏六府相乘故

令十一。

乘寒致厥特舉一證以爲例如此之證不多見恐
人誤認乘邪爲偶然之事故設問答以明之見虛
則必乘几五藏六府所見之脉之證紛紜錯雜莫
非此耳濡弱字承上文諸濡亡血諸弱發熱言而

濡弱者無力之名

六一

諸微亡陽包在其中適猶言便也頭猶言最也虛脈莫甚於微與濡弱在諸脈中便於十二之來乘者等濡弱為第一語氣須如此說凡乘府者不必乘藏乘藏者不必乘府而脈一濡弱則五藏六府皆得相乘合計之故令十一〇

問曰何以知乘府何以知乘藏師曰諸陽浮數為乘府諸陰遲濇為乘藏也〇

諸陽浮數為乘府云云者濡弱而見諸陽之脈如浮數類則知所乘者為府邪濡弱而見諸陰之脈

脉而兼邪亦間有有餘者若無濡弱脉見則諸陽浮數又爲兼府矣即在辯目不仁中可以分賸與中之異

如遲濇類則知所乗者爲藏邪府爲陽爲熱藏爲陰爲寒乗邪之來毎多內眞寒而外假熱之證補此一條正見濡弱之脉無論寒爲虛寒即熱亦爲虛熱虛虛之禍正緣不辯熱爲虛熱耳經曰脉至而從按之不鼓諸陽皆然正謂其濡弱而無力也

六二

問曰脉有殘賊何謂也師曰脉有弦緊浮滑沉濇此六脉名曰殘賊能爲諸脉作病也

平脉篇中至此條方是言病邪殘賊乃暴虐之名脉中有此當屬實邪然亦有辯殘則明傷作病於

傷寒直格辨

卷三

暴屬實者多賊則暗襲作病於漸屬虛者半弦緊

浮滑沉濇六者不論何部脈中兼見此脈輒防邪

至凡傷寒虛痢之類種種皆是在虛人尤為可慮

陽陰陽和合故令脈滑關尺自平陽明脈微沉食飲

自可少陰脈微滑滑者緊之浮名也此為陰實其人

必股內汗出陰下濕也

叄問曰翁奄沉名目滑何謂也師曰沉為純陰翁而正

弦緊浮滑沉濇何以見其能為賊能為賊也因於

六脈中單舉一滑脈以例夫脈之能為賊者狀翁

即翕如也之翕奄卽奄有四方之奄沉一名石有
力之謂翕奄沉者環轉周旋合聚來都有沉之一
字中間作莫四圍雖覺柔潤而按之頂指不散是
之謂滑純陰乃無邪之陰正陽乃胃中之陽一以
為體一以為用猶之晢后臨朝而四方八面皆正
為陰之衛是為陰陽和合正陽者胃純陰者腎故
人君子不害其為陰也陰在內為陽之守陽在外
必關尺均平方得附於大浮數動名之曰陽脈倘
陽明脈微沉雖食飲自可而滑只微見之少陰有

陰是陰字作
裏字看浮緊
為表實沉滑
為裡實實者
邪氣也二脈
皆陰邪鬱住
醫氣所變現
但表裡上下
部不同耳

此處常陽明

卷二

體無用便足反唐為周與緊脈陰邪浮外者同斷○矣陰在外鬱陽於內而不使用事純陰變為邪陰○此為陰實實在下則其證為股內汗陰下濕○則實在上必發上其證為濕痰鬱熱壅滯不宣可○知責其故實由陽明脈微沉正陽失令故也從而○升之使陽明不過則在上者子禀父宣在下者婦○承夫化而三部得和如初此亦治殘之一法則○卑一滑脈而弦緊浮沉濇之為殘者可類推矣○而問曰曾為人所難緊脈從何而來師曰假令亡汗若

脈言見弦緊
浮滑沉為六
脈之見皆從
胃陽不足虛
減耳

三故令皆推原字眼見緊脈關於正傷者多不可把來緊作寒傷當看〇緊反之入裡則見數象亡汗惧作陰虛吐惧作胃火欬家惧作肺熱下利

吐以肺裏寒故令脈緊也假令欬者坐飲冷水故令

脈緊也假令下利以胃中虛冷故令脈緊也

更於六脈中單舉一緊脈以例夫脈之能為賊者

狀夫滑以陰實而遂受浮緊之名則緊之為正陽

害者殊深故不特浮緊之為傷寒沉緊之為中寒

殘我多端只就條中一問三答例之乘機竊伏賊

狀如此則凡養生君子且慢祛邪只宜防正以飲

食起居之間莫不有賊賊不關外感也只舉一緊

脈而凡弦浮滑沉濇之為賊者可類推矣〇或曰

傷寒論後條辨　平脈　壹　式好堂

濃盆者慢作
陽邪以此脈
救人者多桼
辨之辨之

傷寒論徇俙辯　卷二

緊則為寒稱曰乘脈今復列之殘賊何義曰虛則

為人乘實則乘人凡脈皆然不獨緊也

寸口衛氣盛名曰高營氣盛名曰章高章相搏名曰

綱衛氣弱名曰愀營氣弱名曰卑愀卑相搏名曰損

衛氣和名曰緩營氣和名曰遲緩遲相搏名曰沉

脈狀多端既不可以連類而盡而翻換變易又不

可以執一而求若不得一簡約之法以該括之終

不免童習而白首紛如仲景因於傷寒壞病中單

取寸口及趺陽之脈譜之為察猶奕譜中之布成

經曰診病之始五決爲紀始欲知其始先建其母

殘局者然從前起手之差應着之差總無可救只
審局中強弱之空隙以求救着稍放一着間便無
救着所以殘局之勢不難人下子正難人布算也
然局勢雖有更糊而從強弱爲布算者究不離黑
白二子之間須知此處之滿盤黑白子即從前所
布四角之黑白二母子是也唯先有母子所以縱
橫錯綜終局不齊勝負只從黑白間一覽而決仲
景亦是此意故於未布算之前先列綱領二脈以
爲脈母雖辩脈中首名浮大數動滑之陽沉濇弱

平脈

武好堂

傷寒論後條辨

卷二

弦微之陰俱不在此二脉之列而總不出此二脉
之列便人於案中所得之本脉稍有模糊一顧及
高章慄卑之母而清濁了然邪正了然有餘不足
之間亦無實實虛虛之患矣○綠浮大數動滑沉濇
翕弦微之脉祇名之曰陽曰陰耳而名未必實之
因復加之以形容如藹藹若車蓋之為浮黲黲如
循長竿之為沉是也然藹藹若車蓋固為浮黲黲
如羹上肥亦浮也黲黲如循長竿固為沉而縈縈
若蜘蛛絲亦沉也其間有辯乎無辯乎則莫若於

體勢態狀間擬之署以一定不易之名使諸脉至
此縱能混我以名而總不能掩我以體勢態狀法
莫簡於此亦莫捷於此力來堅硬而頂指曰高現
頭現脚而向前曰章慄對章言縮頭縮脚而退後
曰慄早對高言隨指無力而低下曰甲高則必章
甲則必慄故上下互對言之人縱不識脉而高甲
之形進退之勢未有不識者故以高而章者名曰
綱有攬權當令之意苟邪氣有餘則未有不綱者
以慄而甲者名曰損有見凌披削之意苟正氣不

流寫陰脈而
王禋氣從逕
緩胃脈中見
出脈有偏于
陰而不失爲
純陰者此類
是也俗人謂
之六陰脈

傷寒直後修病　卷二

是則未有不損者只此二脈分强弱則不必辯及
諸脈之名與體脈勢高章雖陰脈可進之爲綱脈
態甲慄雖陽脈可抑之爲損若於二者之態狀均
無所擬只屬尋常之脈雖遲與緩只可名之曰沉
以此取脈所以遲與緩有時名之曰强必於遲緩
中有高章之氣勢也浮與大有時名之曰虛必於
浮大中有慄甲之體態也推仲景之意亦只是教
人於有力無力開剖分曉節卷云診法不論浮沉
遲數但見指下有力則爲實爲熱無力則爲虛爲

　　　　　　　　　　　　　　　　　　奀

寒此言雖得一二然有力中亦有寒而實者不可
不知此法雖是該及諸部然尤以寸口為準緣寸
口者胃氣所變現營衛俱徵兆於此也以後凡言
脉遲而緩脉滑而緊之類俱有綱損正脉在內○
○寸口脉緩而遲緩則陽氣長其色鮮其顏光其聲商○
毛髮長遲則陰氣盛骨髓生血滿肌肉緊薄鮮硬陰
陽相抱營衛俱行剛柔相得名曰強也。
凡寸口云緩而遲弱而遲之類上一字從浮下一
字從沈此條緩而遲即上條名曰沈之脉何以易

名曰强則緩
遲中浮沉俱
不弱可知真
前條沉至而
浮不至之緩
遲又不同

傷寒論後條辨〔卷二〕

其名曰强亦如譜奕者欲譜互爲脈貧之局必先

譜一和局以定盤此局不同於上條從何處看出

妙在二脈不相搏而相抱舉之而緩中有遲陽氣

從陰中長上來按之而遲中有緩陰氣從陽中盛

下去營不失其爲營衛不失其爲衛所以自無損

脈之不及亦無綱脈之太過是謂陰陽相抱營衛

俱行剛柔相得也强者徤也得天行之體以自强

不息也營衛爲一身之主營衛强則氣血兩充而

運行於周身者無不充可知是爲脈中之君子較

之上條之沉脉只是遲緩按之俱有力而浮沈轉

換處不能渾然便謂之相搏而非相抱然二脉俱

在好一邊看此條特一結完沈字之案見以下壞

局中非綱卽損只在有餘不足之間分邪正不容

以間着作救着也或曰上條慄甲之爲損統歸之

正氣不足宜矣至苦高章二脉明曰衛氣盛營氣

盛今統歸之邪氣有餘豈營衛可强而不可盛乎

曰營衛甚欲其盛若不相搏則高章爲王脉而非

病脉痈在高章相搏遂成其邪卽甲慄之脉平人

傷寒論後條辨　平脉　式好堂

六七

見此者殊多若不相搏祗為弱脉而亦非病脉為

損之列祗如此條强脉一有相搏遂有持實擊强

之害餘可類推矣凡別本脉及病脉處俱如此體

貼。

趺陽脉滑而緊滑者胃氣實緊者脾氣强持實擊强

痛還自傷以手把刃坐作瘡也。

自此以下言寸口輒連趺陽而間及少陰非各為

部署也奕家有正局有變局或有二變三變者蓋

一局之勢不足以盡之而必推變以窮其法亦以

見應著之變換局中更當審局不可拘定條中尤
言寸口是正局只從營衛為布置一身之經絡俱
統於此故也顧中集者營衛所從出有餘不足唯
趺陽能增能減而亦能翻故以之作寸口之變局
猶恐勢有未盡則從少陰訂之三集者元氣之別
使與營衛俱行陰行陽者也局至此不容遺局矣
蓋寸口之弱之弱皆禀趺陽為母氣今寸口強矣
而趺陽更滑而緊滑者胃氣實痰液素充可知緊
者脾氣強寒邪鬱結可知客犯主而適逢主氣

中篇獨見有
餘則成填塞
阻住升降道
路故也加以
邪乘必見痛
盜故脈滑而
緊主痛故
也

六八

傷寒論後條辨　卷二

之盛則寒邪反爲痰液膠固不散伏梁心痛種種
雖曰寒結實吾身之主氣成之兩邪相搏是謂持
實擊強而有以手把刃坐自剄傷之喻也較之上
條寸口之與趺陽遂以強與綱截然分兩局矣

寸口脉浮而大浮爲虛大爲實在尺爲關在寸爲格

關則不得小便格則吐逆

浮爲虛慄甲之浮也大爲實高章之大也正虛不
能運化邪實不肯運化故在陰部則邪實在陰無
陽以化遂不得小便而爲關在陽部則邪實在陽

此虛實二字
指脈象言浮
之不足言浮
有餘非斷其
主病之虛實

四‧二‧○八‧六

在寸在尺只
此個脈象推
後上下之而
斷其阻絕○

六九

實者愈實而虛者愈虛矣○

無陰以運遂吐逆而為格以我之損承彼之綱則

合之上條後
只陰陽部位
膀加以趺陽
伏濇則浮大
之在尺者其
病及上在寸
者亦病及下
以升降之源
經在中焦故
關格兩成始

跌陽脈伏而濇伏則吐逆水穀不化濇則食不得入

名曰關格○

然或關或格○雖屬陰陽水火不交而上下部祇成

偏勝之局○茍中集升降之職未經革除關尚可開

格尚可撤○今趺陽復伏而濇懍甲如此則胃中之

陽已亡脾中之陰亦稿中州之氣索然矣吐逆水

穀不化是無火也食不得入是無水也水火兩亡

亦寸不至關
為陽絕尺不
至關為陰絕
之脈

七

則上集之陽為死陽下集之陰為死陰格而且關○

不特不得小便而且無小便之得矣○

脈浮而大浮為風虛大為氣強風氣相搏必成癮疹

身體為癢癢者名泄風久久為痂癩

此於浮大脈中另布一局祇云脈者該三部言與

上條分表裏者以此風虛則浮尚帶損而表邪原

淺氣強則大獨攬綱而營衛熱盛以虛風而搏強

氣宜乎衛得凝濁而其氣不清癮疹特其淺者耳

若更汗出當風則風熱挾濕蒸而生蟲遂身癢增

大抵氣強者
血必弱血弱
而風燥忘營
氣不從迋于
肉裡則蟲生
出生于風也
治此皆全在
乎營和血切
忌速風重增
其癢

血寒發熱辯
人最多此誤
一周寒涼遲
脉遲爰緊濇
世人俱誤認
緊濇俱爲濇數

七二

為泄風然猶分肉間病久則風入脉搏及熱營壘風成矣夫風虛之證人時有之搏及氣強邪遂成實其不為上條之病者以無跗陽之伏濇脉也。

也。

寸口脉弱而遲弱者衛氣微遲者營中寒營為血寒則發熱衛為氣氣微者心內饑饑而虛滿不能食也。

營中寒本於衛氣微來諸微亡陽故也裡寒陰成故拒陽於外而發熱所謂諸弱發熱者以此氣微非邪故心內饑無陽化穀故䐜脹而不能食蓋唯

平脉

武好堂

傷寒論後條辨〔卷二〕

三○二○·廿

弱之與遲莫非慄甲之狀故不唯氣虛而且中寒

不必以實熱之滿於此㽲狐矣

七二

跌陽脉大而緊者當即下利為難治

營衛虛寒如此必無尚盛之跌陽可知醫者不察

往往以發熱作陰虛滿作䐜脹誤治胃陽消盡

者有之大而緊必非高章之大而為慄甲不能容

之大盡逐其陽於外胃誰與載而不下利誠犯手

之局矣

七三

寸口脉弱而緩弱者陽氣不足緩者胃氣有餘臆而

右側欄：
内實陰退熱

一法俟人于
腹脹洞泄不
止以死者多
矣

病屬血寒誤
人虛在積熱

痔屬虛弱誤
人虛在不能
食大堅之躁

左側欄：
陽高從營衛
病中虛之得
來下利為難
治者陽脱故
也

胃氣有餘猶
云胃中多熱
氣指邪氣言
非胃之本氣
有餘也

吞酸食卒不下氣填於膈上也。

食入於陰長養於陽陽氣不足則無從剋化而食

宿於胃是以陽氣之不足其胃氣之有餘也博

送之官失理則水精不下布而濁氣上壅故噫而

吞酸食卒不下氣填於膈上也向使陽氣不衰早

而成羸胃氣豈容高章而成緩綱損之脉兩持所

以清不升濁不降也較前條虛滿不能食者殊

跌陽脉緊而浮浮為氣緊為寒浮為腹滿緊為絞痛

浮緊相搏腸鳴而轉轉即氣動膈氣乃下少陰脉不

傷寒論後條辨 〔平脉〕 至 式好堂

卷二

胃氣有餘而
腸氣不足則
上隻開，則
氣還，則下
隻脹一升一
降只在腹內
擾動升者升
不出頭，降者
降不出頭

出其陰腫大而虛也。

前此僅脾滯病虛而未至於寒。若趺陽脈緊而浮

緊在浮之上氣欲高章而不得高章知為寒邪所

布伸不得伸故腹滿而絞痛直待腸鳴氣轉動而

中隻預治當不留邪駐此若更少陰脈不至則沉

下利所填之膈氣乃得從上焦轉到中隻使早從

潛水畜之診穀氣雖下於胃水氣自漬於膀胱其

陰腫大而虛仍係土寒不能制水非疝瘕病也上

下樞紐宰自中隻使中隻反甲悸之狀為高章亦

其陰腫大而
胝陰寒併犯
及三焦也

七五

自易易合此不圖既以身爲壑而更壑及於隣奪

并驗於陰之腫大而虛處矣

去三焦之火誰爲蒸腐水穀是則寒脹之勢已成

寸口脉微而濇微者衛氣不行濇者營氣不足營衛

不能相將三焦無所仰身體痺不仁營氣不足則煩

疼口難言衛氣虛者則惡寒數欠三焦不歸其部上

焦不歸者噫而酢吞中焦不歸者不能消穀引食下

焦不歸者則遺溲

營衛三焦本同一氣營衛固本三焦三焦亦資營

二焦爲眞陽
榮生之祖雖

傷寒論後條辨

平脉

至三

武好堂

屬相火而從
從君授營衛
不能相將則
君火失令陽
氣不下交三
焦誰仰火不
安其位則離
部此部既空
周身上中下
之部但無所
歸而求其納
矣此等證人
亦知補命門
之火哭必從
上焦營衛處
味取真陽使
之下授方有
源頭

衛盛衰其之令營衛之脉微濇則懍甲之狀各自
羞避之不遑豈能相扶而行營衛不能相將而行
則三焦無所仰賴亦不能遊行於上下間矣尤三
焦不到之處營衛亦不能達雖有氣血祇成死氣
血所以身體痺不仁也顧痛口難言者廓氣著營
而心受之也惡寒數欠者痺著衛而肺受之也
三焦不歸其部者無營衛爲之置郵凡所當到之
處不能到也所以當受納者不受納當腐熟者不
腐熟當約制者不約制三焦有令不能行而酌存

卷二

七六

諸證遞見矣此時方恨無一高章之脈勢爲之綱

尚何邪氣之可逐哉

趺陽脈沉而數沉爲實數消穀緊者病難治

然此脈局猶有翻換處以微濇之脈因氣脈不流

通而成慄早態陽未嘗亡也如趺陽脈沉而數沉

在數上沉必高而數必章可知此爲實熱實熟在

趺陽自能消穀中焦得其腐熟則上焦自不至酢

吞下焦不至遺濃是三焦不能濫之處猶得藉

此胃中之陽代署其職縱使寸口衛微營濇祇自

衛閉無灾之
人最忌寒中
脈沉數者有
腎氣也浮數
者無胃氣脈
浮緊者有胃
氣也沉緊者
無胃氣、

傷寒論後條辨　平脈　卷三　式好堂

成其身體痹不仁耳尚無關於府藏也實數雖是

邪氣然正氣久虛之人有時得賴邪氣秉綱爲之

銅其鎬鑰此時不宜去邪只宜養正養正以和邪

邪久反肯讓舍此秘法也使不敷而緊火勢損而

減矣周身承氷冷之局誰復爲之綱而炎以陽燧

難治必矣可見人身三隻重於營衛而胃陽尤重

於三隻以腎氷得胃陽鎮伏三隻之氣始得上升

而循中隻入上隻以發生營衛也穀神爲實三復

斯言

虛家最忌濇、
脉根傷故也。
根屬營殘虛、
家之汗而傷、
及營者往、
庶此脉而見
此證。

寸口脉微而濇、微者衛氣衰、濇者營氣不足、衛氣衰

面色黃、營氣不足面色青、營為根、衛為葉、營衛俱微、

則根葉枯稿而寒慄、欬逆唾腥吐涎沫也。

營衛兩虛則心肺不得不各竊母氣以為養面色

有黃有青、則肺金母氣反為心火母氣所刻、所以

金失土養而受火刑、寒慄欬逆唾腥吐涎沫而瘵

瘵之證成矣、緣此證衛脉之微、實由營脉之濇成

之血液枯滯而水不濟火、肺傷則衛傷、故也、法屬

陰虛、故曰營為根、衛為葉、此證無一綱脉、為邪則

平脉

武好堂

七八

知外證之陰陽乘我原淺而正氣一虛正無奈自身之水火木金互為殘蝕而損之又損也○跌陽脉浮而尤浮者衛氣虛尤者營氣傷其身體瘦○肌肉甲錯浮尤相搏宗氣衰微四屬斷絕○水火木金互乘之勢巳具倘得環中之跌陽不解○其綱猶有變理之機今跌陽脉浮而尤則浮巳無○根尤成中脫固知衛氣之虛莫虛於此營氣之傷○莫傷於此根基中墮一身誰主因知衛虛而乏資○生之氣營傷而成祜瘧之形矣故不特肌消肉瘠

浮尤為奪血之診合之上條知農亡於上血亡於中夭大都此為盤所病龙大

夫其汗又數
大下之其人
亡血故曰營
氣傷營衛在
此處并貼到
趺陽上言者
以趺陽之病
根已從營衛
虛傷及矣蓋
儻以營為根
而衛營之貌
于宗氣者又
以趺陽胃為
狠迅

而成索澤抑且呼吸莫續而見宗氣衰微夫宗氣

者營衛之精氣積於胸中而名氣海者是也氣海

以其所積者主呼吸而布之經隧是為藏氣之所

禀宗氣衰微知無所積何有所布是以四屬斷絕

而損骨損筋損肉損皮毛之無不損也可見脾胃

為一身之主土氣解綱百損備至安見陰虛之來

不關脾胃

寸口脉微而緩微者衛氣疎疎則其膚空緩者胃氣

實實則穀消而水化也穀入於胃脉道乃行水入於

傷寒論後條辨　　平脉　　三五　　武好堂

營者水穀之
精氣也和調
于五藏灑陳
于六府乃能
入於脈也入
脈則盛者不
盛疎者不疎
此為平人令
之營盛膚疎
者自是營衛
之行為不能
循脉上下以
貫五藏絡六
府也

卷二一

經而血乃成營盛則其膚必疎三隻絕經名曰血崩

衛疎膚空陽氣衰乏故也胃氣實無陽化氣致積

瘀凝胃而成燥熱故也瘀而兼燥所以穀入胃而

徒消去水入胃而徒化去不復遊溢精氣上輸下

溢使水精之四布五經之並行也夫穀入於胃脈

道乃行水入於經而血乃成恒人之常也今則穀

消而水化則消化之水穀不能入胃而充其膚之

疎者常自挾瘀而積成營之盛營盛則膚愈疎灌

溉不到故也營以不行脈不入經之水穀而盛則

八十

所盛者死陰之屬不但其衛愈踈而三隻亦成阻

絕盛血無經可歸必當妄溢而出剄類洶湧涛

洴而來是謂之奔旣奔之後恐營之盛者未必盛

而衛之踈者則益踈脉中悸早之狀當不堪覩矣

跌陽脉微而緊緊則為寒微則為虛微緊相搏則為

短氣少陰脉弱而濇弱者微煩濇者厥逆

前局之營盛實由衛踈而陽氣衰少所致寒能濇

血故也顧上隻之陽本於中隻若跌陽脉微而緊

則寒虛在脾脾胃一虛肺氣先絕矣衛氣虛微而

一十六

式好堂

當見夭血之
後脉多微緊
弱濇不悟此
為二隻絕經
之診不去益
火之原反益

壮水以逐火
未讀仲景書
誰不甘八井
而受石焉以
諸俟離日亡
陽而諸弱則
有發熱惡如
比餘之微煩
是也後雖有
瀉者厥逆之
陰寒不復如
一累及根原矣

短氣較之營盛之空我膚者當有主客本標之分

不可不憂也再加少陰弱濟必致零星之火盡成

外越而孤陰獨盛微煩厥逆更從何處挽回其陽

較之寸口之脈局雖無所栖前猶猶陰盛令竟寒虛

無陽之局釀之於始誰肯於營盛之時打點提出

高章之綱一驅盡後來懍早之種種乎

趺陽脉不出胛不上下身冷膚鞕

前案俱從寸口布起竢入趺陽此於結局二案獨

開金鑰覺悟此一條突出趺陽脉不出一語趺陽

何物也。而可令其脈不出哉胛未嘗死

也。但使其伏而不動便無以溫分肉而柔肌膚雖

未○尸而已成厥矣厥成於趺陽脈不出顧趺陽脈

不出之故亦嘗諦本文來路一思及之否乎

少陰脈不至腎氣微少精血奔氣促迫上入胸膈宗

氣反聚血結心下陽氣退下熱歸陰股與陰相動令

身不仁。此為尸厥當刺期門巨闕。

趺陽主中焦少陰主下焦生氣之原在此少陰何

物也而更可使其脈不至哉腎氣虛而少精血其

腎少精故奔
心乇血故至
心下宗乳聚
故結

癃等脈證由
未厥之先不
知填精壯腎
納火歸元也
故知二焦為
人身之主氣
此中有火不
可不寶之于
平時莫待病
到方去覓養
正黑錫等丹
也

所由來非一日矣氣以無所納而上奔下集有形
之陰為上集無形之陽所阻遂聚而結於心下但
所奔之陰原挾腎陽共上陰結而陽遂孤雖退下
不得歸元徒走入少陰支絡與陰相動上既血脈
結聚不得流通下則陽歸陰股不得主持呼吸斷
絕卒然以死使脾得上下則土能制水豈容陰氣
上奔至此哉然其死也猶得耳鳴鼻張兩股至陰
俱溫則仍賴宗氣未散尚留其陰之力故祇成尸
厥證耳滿局空空卽欲搜尋一慄罕之葷稍為祇

候查不可得刺期門巨闕通其陰以行宗氣使甲

慄輩得一露面再請主翁可也此等險局少陰脈

不至則有此然則少陰脈不至之故自宜急省矣

○○○○○○○○○○○○○○○○○○○○○○○

一解此二條乃承寸口脈再定一局趺陽脈不

出是併其微繁者而無之矣身冷膚硬陽氣隨奔

而不有也至於少陰脈不至是弱澔者并亦引去

二脈皆因血之暴崩而脫遂成尸厥之形其實乃

血厥也厥因膚空膚冷而致而營盛之根源究竟

未除所以宗氣得促迫之奔氣反聚而結心下

陽熱退入陰股則周身不得陽熱可知所以尸厥

究其病因總是營盛膚空故刺期門巨闕隨其實

而瀉之迪結血以行宗氣則脉道行而血入經此

死局中仙着也

寸口脉微尺脉緊其人虛損多汗知陰常在絶不見

陽也

虛損所該固廣獨着一多汗證則內熱煩蒸種種

虛陽之現包含在內可知在人未有不認爲陰虛

者仲景獨曰陰常在絶不見陽者於何知之知之

於寸微尺緊耳頗微即諸微亡陽之微緊即諸緊

為寒之緊三諸字內卻該有弦數動滑諸般脉在

內非只單見微單見緊與人以易曉也只因諸脉

中非怵即甲斷無高章二脉在內所以弦數動滑

之來盡可抹去而只名之曰微曰緊耳微緊固知

陰常在矣陽從何處絕不見來只看局中三部沒

了何物及參上條跌陽脉不出少陰脉不至為何

失去寸口則知仲景捧喝(不巴遂從三部呈爻余

讀論至此每作數日祗懼誰謂仲景非大菩薩仲

平脉

二九

式好堂

傷寒論後條辨　卷三

經曰藏府要害不可不察害生於肺生於左腎歷生於右心部生於表腎治於裡膈為之市育之上中有父母七節之傍中有小心懷之有偏逆之有岔尖世即心即少陰小心腦衛之三焦而市則以陽也

景非大聖賢哉寸口為脉之大會五藏六府之所

終始寸口不見而一身之脉盡皆停止遂現尸形

跌陽乃正陽為五行之母營衛稟焉不見跌陽諸

虛百損盡現矣及於此欲勿祇懼寧勿祇懼哉或

曰子以此二餘為仲景設象呈教似矣然少陰與

三隻合為一氣人身之真水真火繫焉凡上隻營

衛之氣中隻脾胃之氣皆根荄於此仲景既肯設

象呈教何為獨吝此一炙余曰仲景之書為扶陽

而著少陰屬水藏只怕陰盛生寒斷無陽盛生熱

氣矣

正此之調化

陰氣為之曲

每中者一皆

盲布有降無

升而所積于

氣不轉運上

曉中無陽

無陽氣不盛

之在中下焦

一升一降運

天氣下為雨

地水上為雲

之理凡傷寒陽熱之證統屬陽明○於少陰無無涉惡

少陰三承氣證實陽明熱深厥深證○仲景入之少

陰以其脉沉發厥逆之○不與同中土耳○少陰得跌

陽鎮伏而後肯交合○巨集三集之氣升則爲神元

陽透腦至髓癪爲神光○是卽營衛發生之祖○少陰

之氣升則爲鬼奔豚犯闕奪絳宮爲死氣○實因跌

陽失令之出○爲神爲鬼祇在跌陽勝負間○故仲景

只於上中二爻實定陽氣衛營盛○其下自有溫泉

跌陽厚其上必無陰氣○三陽開泰仲景性命之圭

傷寒倘後條辨

平脉

式好堂

傷寒論後條辨

卷三

肯在此幸讀者勿以傷寒論徒作醫編蔑視之。

經曰太陽病三日巳發汗若吐若下若温針仍不

解者此為壞病桂枝不中與也觀其脉證知犯何

逆隨證治之及觀太陽篇中所載壞證殊多莫不

有頭有尾如曰太陽病發汗汗出不解其人仍發

熱心下悸頭眩身瞤動振振欲擗地者真武湯主

之仍發熱心下悸頭眩身瞤動振振欲擗地者壞

病之證也太陽病發汗汗出不解者推其致壞之

由頭也真武湯土之者定其治壞之法尾也今皆

袜去頭尾單單懸列如彼如此之證令人從何找

摸不知論中之證不過三日後之壞病知犯何逆

尚是易事故亦不難以汰治之至於遷延日久壞

之又壞變證多端種種不一詰其轉壞之由已難

安頭則只據目前之脈便是其頭頭現何難尾現

除不可治外尾法諒不出一百一十二方之內有

不在內者仲景自應補出如尸脈證之刺期門互

闕是也其餘案圖可以索驥人其索之於牝牡驪

黄之中也可即索之於牝牡驪黄之外也可此則

平脈

武好堂

傷寒論後條辨　卷三

仲景躍如之指引而不發者也或又問傷寒爲壞

日之病此自何經受之容其壞之又壞遷延不死

致此之劇且陽明無壞病誤治祇從本經爲變現

救之只在本經不救亦在本經無壞病也三陰不

容壞病一誤治而死隨之祇爭頃刻救本病且無

法何憂其壞凡壞病都是太陽而少陽則間有之

然太陽不錯何從壞及少陽太陽一錯不復留此

壞於少陽所以壞病之證可專責之太陽然太陽

之壞必非傷寒之太陽傷寒之太陽誤治不過轉

属他經何至變爲虛寒虛損盡行失却本來面目

吾固知壞病非關太陽病之壞乃壞病之自爲壞

也既巳屬之太陽又何以爲其自壞蓋太陽未見

證之先其人素虛素寒此即壞病之根但不治祗

属本氣非關病氣何由得壞唯太陽稍一見證人

祗據證而責太陽於其外不解據脉而顧虛寒於

其中一誤攻太陽而虛寒之本氣乃成虛寒之病

氣矣始猶有太陽爲之遞遞掩掩久則出頭露面

不復有太陽而祗有壞病矣吾故曰壞病非關太

陽病之壞乃壞病之自為壞也究其由來壞病原
無此病不過為太陽所騙而誘之成壞耳但太陽
能騙我以證不能騙我以脈脈無不真證無不假
但從真處防閑而假局面無從布設矣先儒有言
傷寒之證轉熱即佳太陽之脈和裏為要蓋熱從
裏轉祇屬陽明熱從外轉便多壞病藏府合一之
原急從辯脈平脈中討鐘鼓也

傷寒論後條辯卷之二終

傷寒論後條辨卷之三

新安程應旄郊倩條註　門人馮無咎補之校

辨痙濕暍脉證篇

傷寒所致太陽病痙濕暍三種宜應別論以為與傷寒相似故此見之。

傷寒字指傷寒論一書下傷寒字指寒傷營一病仲景設論全是防似緣傷寒祇指太陽中一病而設論專從此鑒別故病在六經皆得召致之援彼上傷寒字指傷寒論一書下傷寒字指寒傷營一病六經實無病不該經同病異處世人多因此模糊

傷寒論後條辨 卷三

勘此眞似互形不審爲傷寒家懸下一照膽鏡以

此法爲傷寒而設故名之傷寒論非謂入吾論者

即傷寒非傷寒輒不入吾論也故首痙濕暍提清

線路以倒其法謂傷寒論中所致太陽病多矣太

陽脉無不浮痙濕暍三種俱在浮外不必傷寒即

以太陽言之宜應別論矣爲其不似也顧別之仍

見之則以其似傷寒故傷寒發熱惡寒三者亦發

熱惡寒知似者之非眞則知別者之辯

也辨則皆似不辨則皆眞即三種懸個標榜此後

金臺諫傷寒
論乃千古來
第一部奇書
總非人世間
所有其間千
若竟乎萬壑
爭奇處·是
謏寒尚苑·無

奈遊其中者
不遇妖魔便
逢界怪無此
不得其源而
湖便有層層
仙界登尋常
杭後可革須
天固知神京
迷往別一洞
障霧從桃源
渡口布起遮
蠡頂處開門
悟到痙濕暍
便是海外三
山津從此問
則迷關中無
窮正輕自有
此處之一線

六經有所見俱要例此別字設及關防方不為傷
寒暍亂匪獨太陽也。劇家必用着楔子開場無
多詞話却能令全部關目具括其中痙濕暍三種
不入六經反列六經首且特書之曰以為與傷寒
相似故見之只此一句特辭即全書中大關目特
從痙濕暍引來作一楔子巳後讀到六
經遇着關目處不必再白都是巳經稟過尤宜應
別論者不復別論繋作傷寒論了也故一部書中
奇奇正正穿挿者拌漏者羅與傷寒

痙濕暍

之一

式好堂

頭耳、
個妖庞鬼怪
此漁父是一
怪占滿不道
地彼妖魔鬼
洞天福地实
矣凡論中之
冬上問漁父
論之春夏秋
而從陰陽大
撒却癥濕煜，
處不膏白是
父些源頭此
我遊報作漁
天逗出來為

傷寒論後條辨

卷二

若關係若不關係俱從此筆內預補造化天無工
矣觀所條實金匱中文較彼總不出一方蓋不欲
人從此處認真議及治法把一絕妙桥子誤作勘
中之雜板令照樣排塲也○世人看此三種與金
匱畧無異同豈有仲景書肯于活人頸上○套上一
死骷髏頭乎須知通身氣脉俱從此處引動則千
百年來之骷髏頭自是眼光如電口沫成珠處處
現有此座佛頭青隱身說法奈何不帶眼睛隨口
附和曰此癥也濕也鵬也則我這副活口眼直是

五〇六三

骹髒頭上一副死口眼耳

病身熱足寒頭項強急惡寒時頭熱面赤目脉赤獨

頭面搖卒口禁背反張者痙病也。

凡病有名有證名指受病之源證指外見之證痙

病在筋筋固不可以名病而致筋成痙之病又種

種多端或寒濕爲拘或火熱爲燥或亡血失津而

不得滋養皆能病筋而成痙是痙之來路不能指

定一病名之自不得不於證上定名身熱足寒而

頭項強急惡寒時頭熱面赤目脉赤由下虛而上

傷寒論後條辨　卷三

盛中枯而外爍也然此太陽中同有之證模糊疑

似之間不足定其為何病須於其獨處觀之獨者

何頭面搖卒口噤背反張是也身熱足寒等證凶

筋瘈拘急則一身之經絡盡為筋束筋統于肝故

無浮脈而經絡統于太陽太陽受攣總不得宣暢

故有此身熱足寒頸項強急惡寒時頭熱面赤目

脈赤皆屬表內惟頸項強急則亦屬筋病其餘皆

太陽經分之證至於頭面搖者頭以下之筋被束

則頸以上之筋失統遂縱緩而搖動也口噤者吞

太陽病發熱脉沉而細者名曰痓。

夫痓病之證有同有獨固以其獨者名之矣乃其
脉在太陽更有獨而無同以頭面搖口噤背反張
之證合之沉而細之脉則雖有太陽發熱等證而
不致爲傷寒所淆乃可定其名曰痓矣

絡之筋被挈縮而不得舒也背反張者人一身之
筋皆督脉統之督脉通于背筋强而不得伸則督
脉所過之處皆攣急而不得直也有此三證顯出
筋病則痓與非痓可一望而決矣傷寒不能混也

痓濕暍

三

式好堂

太陽病發熱無汗反惡寒者名曰剛痓 太陽病發

熱汗出不惡寒者名曰柔痓

既得其證與脈之所獨則不妨轉于同處分別而

定其證之或偏于陰或偏于陽也如得太陽寒傷

營證而發熱無汗反惡寒究竟非寒傷營病也筋

受寒而現太陽之寒證但可名之曰剛痓耳如得

太陽風傷衛證而發熱汗出不惡寒究竟非風傷

衛病也筋受熱而現太陽之風證但可名之曰柔

痓耳剛柔別而寒熱虛實分不特痓與非痓有區

又六

別而痙之為痙又有區別矣不別烏從正名也○

太陽病發汗太多因致痙○

證似風寒之外邪在人不免疑痙為表病不復究

其所由來虛從實治為害匪淺以太陽病發汗太

多因致痙之一端推之則知此病得之亡津亡血

而因虛致寒因虛致燥者不少蓋陽氣者柔則養

筋發汗太多則亡其陽而損其經脉之血液故也○

後人于桂枝括蔞湯麻黃葛根湯小續命湯外有

附术散桂心白术散附子防風散八味白术散等

痙濕暍

四

太陽病關節疼痛而煩脉沉而細者此名濕痺濕痺
之候其人小便不利大便反快但當利其小便

以太陽宜應別論之濕病言之關節疼痛而煩所

謂與傷寒相似者此也脉則同產證之沉而細所

謂傷寒致太陽宜應別論者此也蓋濕屬陰邪其

性凝滯而沉着所以見出此證此脉經絡雖屬太

陽却與風寒表入之邪各別只可名之曰濕痺耳○

痺之爲言着也濕流關節着而不行也至於沉細

方皆得仲景意而廣推之者也○

之脉加以大便反快不無微似三陰却有小便不
利一證以辯之所以利其小便遂爲濕痺之專治
盖周身陽氣總被陰濕所遏一利其小便使濕邪
有所去而陽氣自得疏通固與風寒表治逈別也

又八
七

濕家之爲病一身盡疼發熱身色如似熏黄

至於體氣素以濕爲事者是爲濕家雖有一身盡
疼發熱之證而身色如似熏黄可別熏黄雖亦是
陰暗作滯然終不爲傷寒相似者萋及也

八八
濕家其人但頭汗出背强欲得被覆向火若下之早

則喉胸滿小便不利舌上如胎者以丹田有熱胸中

有寒渴欲得水而不能飲則口燥煩也

頭汗出為傷寒陽鬱之證今則背強欲得被覆向

火陰寒勝而濕蒸非陽鬱也縱使大便不利自是

寒祕若下之早則胸中之陽盡陷誰復為之化氣

者所以不特胸滿而胸之上清氣不得升則為噦

胸之下濁氣不得降則為小便不利此證舌上不

應有胎然而有如胎者則以陽熱被下盡陷入丹

田之下焦而胸中以上唯有寒濁之氣鬱蒸而結

八又八

成非熱胎也雖渴欲得水似熱而不能飲可辯則

只是口燥煩而實非胸中燥煩可知證同病別也

濕家下之額上汗出微喘小便利者死若下利不止

八

者亦死

前證因下早致逆陰上陽下已成錯亂此際不堪

再逆矣若誤認舌胎燥渴等證為實熱而更下之

則額上汗出微喘為陽離而小便利與下利不止

為陰脫陰陽離脫安得不死此非死于濕而死于

醫也死于醫之傷寒也豈謂傷寒證其可不別乎

傷寒論後條辨　痓濕暍　六　式好堂

八九

八八

卷三

問曰風濕相搏一身盡疼痛法當汗出而解值天陰

雨不止醫云此可發汗汗之病不愈者何也答曰發

其汗大出者但風氣去濕氣在是故不愈也若治

風濕者發其汗但微微似欲汗出者風濕俱去也

濕家不唯不可誤下即汗亦不可誤汗惟風濕相

搏一證一身盡疼痛雖是微挾表邪然其脉不浮

終是汗難大汗治風濕兼治濕但使微微似欲汗出

者是其法較之傷寒汗法亦從病辨及分數也

病者一身盡疼發熱日晡所劇者此名風濕此病傷

於汗出當風。或久傷取冷所致也。

濕與風濕之別不只一身盡疼。兼有發熱日晡所
劇之證別之以其微挾陽邪怫鬱在表此名之風所
致故雖名風濕而風藥不可以獨加也。

是濕汗之時偶爾當風。或久傷于濕濕中取冷所
致故雖名風濕而風藥不可以獨加也。

濕耳推其由來濕則素有之濕風非外中之風實
致故雖名風濕而風藥不可以獨加也。

濕家病身上疼痛發熱。面黃而喘頭痛鼻塞而煩其
脉大自能飲食腹中和無病病在頭中寒濕故鼻塞。
內藥鼻中則愈。

傷寒論後條辨 痓濕暍 七 式好堂

前證總以脉沉而細別之於傷寒然亦有脉似傷
寒竟竟屬濕者又不可不辨身上疼痛發熱雖有
似於傷寒而面黃而喘頭痛鼻塞而煩則盡屬上
焦之證雖脉大不類沉細乃自能飲食則知腹中
不但無寒病且無濕病病在頭中寒濕所以鼻塞
塞知濕過於頭較之傷於濕者下先受之之證自
異內藥鼻中則愈此又治濕之另一法故雖脉大
亦從太陽中別及之也

太陽中熱者暍是也其人汗出惡寒身熱而渴也

以太陽宜應別論之嗢證論之嗢病與溫病同氣

而中熱與中寒殊途此證較之傷寒則多一汗渴

較之溫病只多一惡寒·太陽何別此而不別彼蓋

寒與溫同得太陽之浮脉而嗢病則不浮也○知

此處之脉別者宜別則知彼處之證別者亦有別

知此處之以證似故見則知彼處亦以脉似故見

別此所以例全論也例全論者不欲人於別處別

正欲人於混處別也別處別人人會別如仲景所

巳別之痙濕暍是也混處別方是真別如仲景所

痓濕暍　八　　式好堂

未別之六經是也今人不解從混處別偏會做仲

景痓濕暍例分門類出證來岐而又岐愈別愈混

矣當世所以多頭痛醫誰復知從脉之一

字上別及表裏府藏以為真別者。

太陽中暍者發熱惡寒身重而疼痛其脉弦細芤遲

小便巳灑灑然毛聳手足逆冷小有勞身即熱口開

前枚齒燥若發汗則惡寒甚加溫針則發熱甚數下

之則淋甚。

安見暍病與傷寒相似發熱惡寒身重而疼痛是

也安見暍病在太陽宜應別論其脈弦細芤遲是
也脈既不同病源自異寒則傷形責其實熱則傷
氣責其虛所以小便已灑灑然毛聳手足逆冷小
有勞身卽熱口開前板齒燥也諸證不惟熱甚傷
陰抑且邪陽盛而正陽虛火盛剋金元氣不足以
可下益氣生津不求驅暍另有法在也
其火盛故不可溫以其陰陽兩虛故不可汗亦不
陰抑且邪陽盛而正陽虛火盛剋金元氣不足以
太陽中暍者身熱疼重而脈微弱此以夏月傷冷水
水行皮中所致也

痓濕暍

九

式好堂

以承上篇非三種外皆傷寒太陽所應有而不必
皆陽病見陰脈恐人疑其矛盾故借三種別出之
見陽脈者生陽病見陰脈者死二語爲提綱三種
前爲脈法篇三種之後爲太陽篇脈法中以陰病
篇者頗有其證矣此獨曰宜應別論何哉三種之
宣陽又爲弱證中增一義也○按三證見於太陽
水氣不得宣浪而行於皮中多有此證此則開鬱
身熱痰重而脈微弱夏月飲冷水裹陰鬱任表陽
可見中暍之病大都陽氣在表而胃中虛冷所以

別也太陽篇中寒風溫濕無所不具此三種互脉
異于太陽見別非因證異于傷寒見別故復弁六
經而首及之以起下篇使人知太陽中脉與證互
似者且多俱不能別出而實未經別出不可不于
六經中更防異氣而標本虛實之間尤不可不辨
其脉與證也條中須如此㿃解則知此處之痓濕
暍與金匱要畧中之痓濕暍文雖同而旨趣不同
不可詩云亦云子曰亦曰也
世之言傷寒者競歸重於六經若不從脉法中辨

卷三

之則六經莫非盂蕘故仲景例此三種於脉法後

六經前正見脉法爲六經辯別之大要會若只以

經辯經如三種者之經何嘗非太陽若只以證辯

證如三種者之證何嘗非傷寒彼此異同各其

病者要在脉上討分曉其不欲以六經之混法混

及三種者正欲以三種之別法別及六經也但要

別處得其所以異何妨治處從其所以同故三治

總不出一方見是六經中病則亦同在六經中

治勿謂治傷寒是一法治雜病又是一法也世人

不知辯法遂從而二之。且謂仲景治傷寒有法治

雜證有方讀此可以解惑〇太陽病自是眾家的

病今人都收來歸之傷寒今人都收來歸之傷寒

者以仲景都收來歸之傷寒論故也不知傷寒只

一病而論中之病無所不該從滯雜中行鑒別法

故設六經以便人去辯名雖六經竟不外表裏府

藏四字人身有表裏府藏莫非受邪之其則六經

自成駐邪之區其分六經以太少正厥者正以表

裏府藏中之陰陽其受氣有淺深剛脆之不同耳。

傷寒論後條辨

十一

武口堂

四庫濕腸

世人既以太陽一經盡併入傷寒則他經未免說

不去遂以傳之一字輪及之似乎舍傷寒則太陽

可以無病舍傷寒由太陽傳去則六經可以無病

矣豈人身之表裏府藏在他病則能拒唯傷寒則

能容乎千古贖夢祇是內經一篇熱病論之六經

橫豎於胸中以熱病論等之傷寒論既以內經誣

仲景而以傷寒論認作傷寒書更以仲景誣仲景

有此贓証有此口供千古而下遂坐仲景於覆盆

底矣仲景想已逆料及此其列痓濕暍於六經前

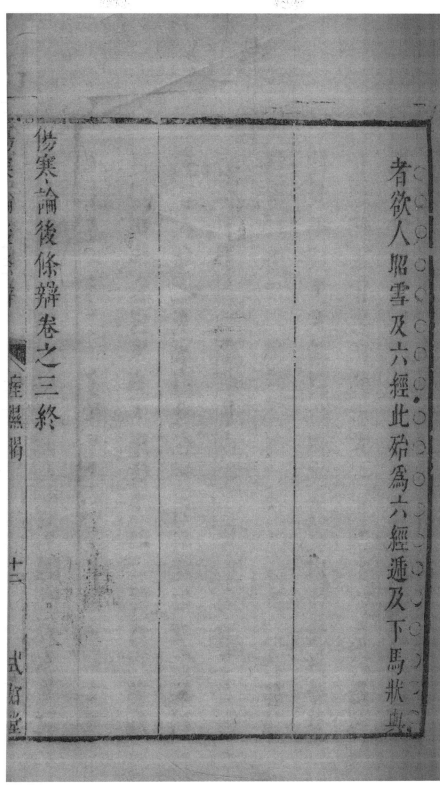

者欲人照雪及六經此殆爲六經遞及下焉狀與

傷寒論後條辨卷之三終

十二

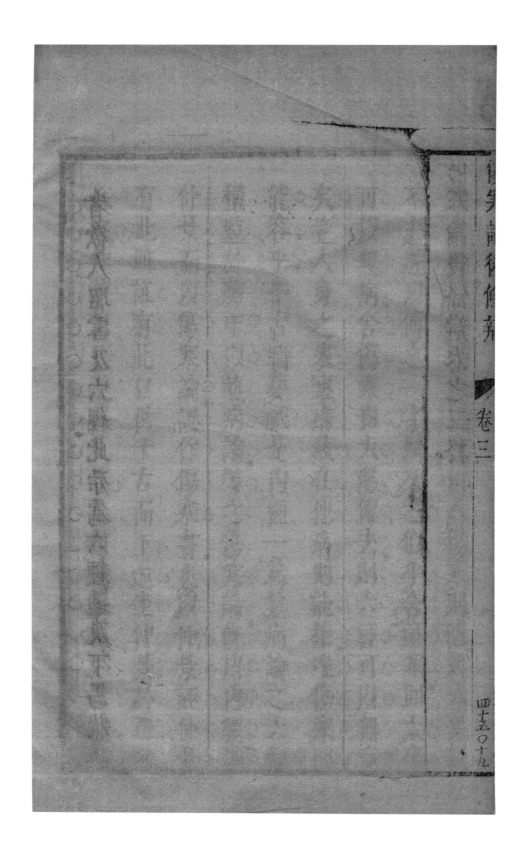

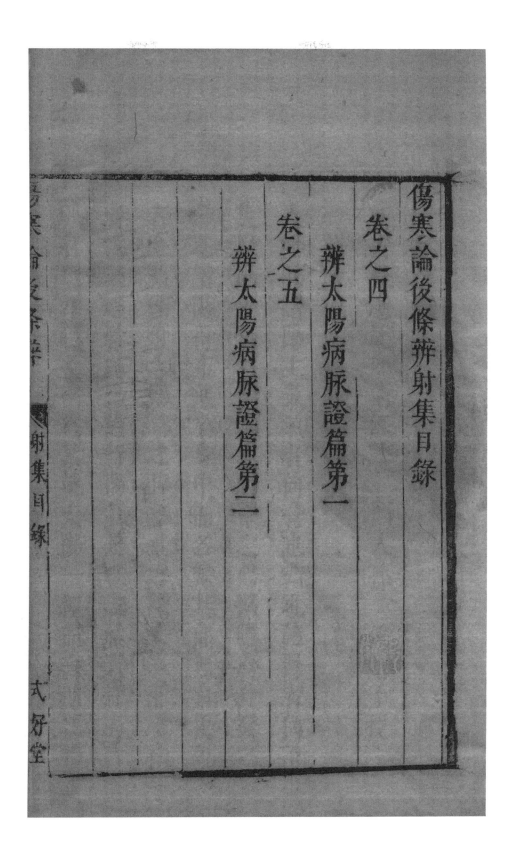

式好堂

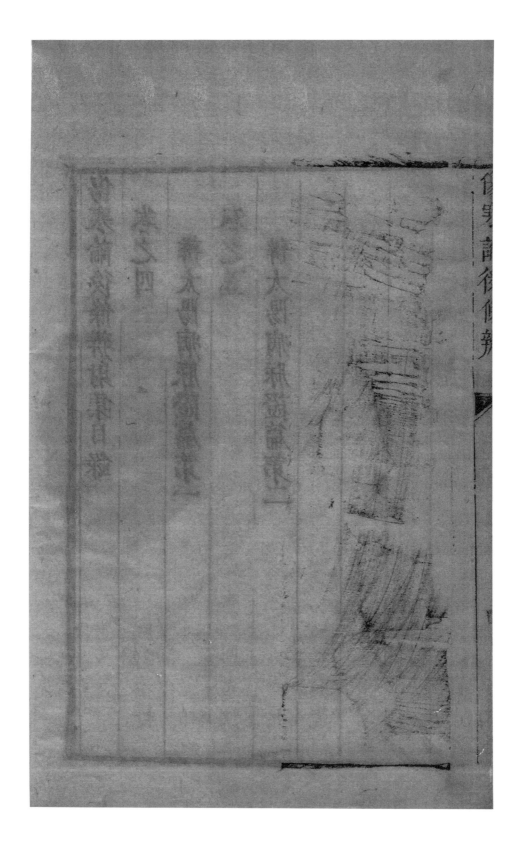

傷寒論後條辨卷之四 一名直解

新安程應旄郊倩條註 門人孫 鶴門于 校

辯太陽病脉證篇第一

太陽為諸陽主氣氣者何營也衛也諸陽者何下

焦腎陽中集胃陽上集膻中之陽協膽府升發之

陽也諸陽得布護於身中而各歸其部無有擾亂

者全藉衛外之陽為之捍禦此之謂表表兼營衛

者經云心營肺衛通行陽氣是也故統六經而言

則府藏為根營衛為葉就太陽一經而言則又營

太陽經覓邪。只有傷寒傷寒外之太陽。都是夾虛須從表之一字上窮及裏之府藏氣方不致悞

卷四

為恨。衛為葉何以言之營氣精專統血而行於脈中其體秘固而屬陰邪犯之也難。凡其犯之也則必為實邪。則必兒戕賊之脈衛氣慓疾統氣而行也。則皆為虛邪。則皆見相乘之脈卒病之在太陽於脈外其用疏泄而屬陽邪犯之也易凡其犯之覓邪百不一二兒而所見者虛邪往往皆是世人被傷寒二字蔽塞在胸不復從陰陽表裏間辯及虛實所以在太陽一經。便有披枝傷根之言。仲景因揭出中風一病以辯傷寒之訛凡表虛受邪皆

衛乃陽陽者
衛外而為固
也當於此陰
者感冒而起
急也衛外而
得中風不固
其矣則汗出
惡風脈緩者
也藏精而得
傷寒身侷而
及邪英則惡
寒体启恒逼
脈陰陽俱緊
者名曰傷寒
實太陽表寒
病也後面種

中風使然其與冬令寒風似是而非冬時冷冽之
風統隸之傷寒即如風溫風濕之類咸屬客氣加
臨論中所云和風是也不必別出此風因衛虛而
中亢大塊之噫氣無日不有生物之以息相吹無
刻不然表氣誠壯祗自成其噫氣與息於我無涉
表氣一虛而衛外之陽不足則出入起居之間噫
氣與息動皆成風著於腠理鬱而不宣此即為中
然則傷寒之與中風似乎感受同因實則實虛各
別傷寒唯冬月有之中風則不盡在冬月迨時時

傷寒論後條辨　祥太陽　二　式好堂

種救誤之法。皆是救太陽之虛救其虛希綠其始誤誑作太陽之竅也。

六經揭條不但從證脈上諗病要人兼審及病情故太陽曰惡寒。陽明曰惡熱。少陽曰喜嘔。太陰曰食不下少陰曰但欲寐厥陰曰

傷寒論後條辨　卷四

有之唯俱從太陽見證疑似之間易致混淆在表

稍誤諸陽遂擾亂於中。此則壞病之由也。然風與

寒病雖各別而受自太陽之標統屬寒因寒則不

傳有轉屬者內鬱而成熱屬彼因也。至於經云傷

寒則爲熱病者單指熱病而言在傷寒另是一種

其云則爲熱病者猶云傷寒不爲寒病即爲熱病

也。熱則傳矣故經言熱病者傷寒之類也未嘗言自

傷寒者熱病之類也虛實既明寒溫更辯傷寒自

無壞病矣壞病多得之於虛六經循環逆從互應

九二

太陽之為病脈浮頭項強痛而惡寒

傷寒者卒病之總名氣交之病也邪自彼乘氣從
我現在我者有表中裏之形層在彼者遂有初中
末之候次受屬不常本標易失欲使邪無遁情無
如暑我經氣經則猶言界也經界既正則彼此輒
可分疆經則猶言常也經常既定則徙更輒可窮

所當於太陽一經提六經之綱而總其要領使營
衛和諧陰陽自協治傷寒之法無出於此故約舉
條及之以為大端云

不欲食兄此皆病情也

六經之設是從人身畫下
疆界輕定病之所在無容
假易無容越進截一經有
一經之主脈一經有一經
之主證猶布傷寒以經核

辨太陽
三
武好堂

之可以驗此
驗彼若有越
進以經蓋之
可以從彼執
此即以太陽
一經而論脉
浮頭項強痛
而惡寒自是
太陽之為病
閒無與他經
事何以陽明
亦有太陽。
三陽中亦有
太陽。無非與
此條之脉與
證有符合處
耳又有太陽

傷寒論條辨　卷四

緣六經署而表裏分陰陽劃矣。太陽在六經為綱

牧皮膚而主表凡外邪之來必先犯之捍禦在我

縱有盛邪終不能越我疆而侵彼界故凡云太陽

病便知為皮膚受邪病在膝理營衛間而未涉乎

府藏也病固莫可形似而脉與證則有以驗之脉

浮者太陽主表浮為陽為表故也頭項強痛者太

陽經脉行頭項邪客則觸動其經脉故也惡寒者

太陽為邪所襲鬱而不宣故也治傷寒之法全在

認病病在太陽不得模糊以陽明病在陽明不得

病究不能作太陽病處治
太陽病處治者亦無非與
此條之脈與
證有參差処
耳名曰六經
寔是為表裡
府藏四字各
與之設一個
地方界限有
地方界限可
以行偽即此
仲景之六經
起同地方界
限以之作譯
遞此裏人之
六經也

揭條皆教人吃緊認病處觀上句俱着之為二字

模糊以太陽凡在六經皆然此處一差方治皆謬

不得表裏陰陽之所屬也故認病乃可識經而認

病之下手工夫則全在辯脈辯證上凡六經之有

正見諸病自在揣摩億度中不有下句何從詳確

出來太陽之見證莫確於頭痛惡寒故首揭之使

後人一遇卒病不問何氣之交而但兼此脈此證方可作太

便可作太陽病處治亦必兼此脈此證方可作太

陽病處治雖病已多日不問其過經巳未而尚見

四

脉浮頭項強
痛而惡寒是
太陽受病其
經氣中自見
出此脉與證
也必觀其所
加者為何脉
何證方可定
其乘此經書
為何邪阿病
及我太陽非
謂脉浮頭項
強痛而惡寒
便是傷寒乎

傷寒論後條辨　卷四

此脉此證仍可作太陽病處治虛實寒溫之來雖
不一其病務使經署分明則統轄在我不難從經
氣淺而淺之深而深之亦不難從經氣淺而深之
深而淺之矣○人身之有衛氣所以溫分肉而充
皮膚肥腠理而司開闔者也衛氣若壯邪何由入
邪之入也由衛外之陽不足故靈樞曰虛邪不
能獨傷人必因身形之虛而後客之識得此意方
知仲景太陽諸處治無非扶其陽以宣通營衛○
太陽雖皮膚受病邪却在腠理營衛金匱云腠者

是三隻通會元真之處為血氣所注理者是皮膚

藏府之交理也又經云營出於中焦衛出於下焦

由是言之太陽雖屬表而表裏陰陽實互相根柢

未可以皮膚受邪僅在淺分而不照料及六經之

氣也如論中所云尺遲不可發汗病人有寒復發

汗胃中冷必吐蚘等戒論其病何嘗非太陽病哉

病有發熱惡寒者發於陽也無熱惡寒者發於陰也

發於陽者七日愈發於陰者六日愈以陽數七陰數

六也‧

〔歸陰陽之義〕曰發曰愈徹及病之始終言七日六日陽數陰數字見陰陽之微兆無有不合符者其間病有差訛只是看待差訛陰陽自是不差訛的不是認真在七日愈六日愈防然字上立說

傷寒部署分明則據證即可識病誠爲第一義矣

顧六經環列其間有證異而病實同亦有證同而

病實異者毫釐千里未探窮夫病之來路則據證

可區別乎病者正恐據證可混淆乎病也奈何不

知經雖有六陰陽定之矣陰陽之理雖深寒熱見

之矣試舉前條惡寒之一證例之前條雖未言發

熱而惡寒內便包有發熱證豈但太陽即推之陽

明少陽雖惡寒或有微甚而發熱必相兼而見凡

萬病參差難、以識認、只認
定陰陽二字、便有根源、根
源在緊字上、身發熱無熱、
俱指六七日、之短證言乃
起因之萌芽也到得後來
寒熱便有模糊俱作枝葉
上看去不以枝葉參前爭
方得陰陽其種子。

此皆惡寒、屬表而爲陽證者若陰證在裏亦有惡
寒者惡寒雖同發熱無熱則異、在發熱惡寒者陽
神被鬱之病寒、在表而裏無寒、是從三陽經爲來
路也在無熱惡寒者陰邪獨治之病寒入裏而表
無熱是從三陰、藏爲來路也同一證而所發之源
自異則凡病之來莫不有根有蒂所貴於見證處
察及根蒂辨證無差、方能處處治合法陰陽二病雖
不同七與六獲愈不難有定日也陽數陰數或以
水火之成數言或以生殺之進退言仲景之意總

蔚太陽　六　式好堂

不曰受於陰、
受於陽而曰
發於陰發於
陽肴在人身
藏府上言客
氣之陰陽筭
不得隼巳成
氣交從何經
脈變見出茶
的方是此處
之陰陽方可
言矣。

七與六不過
奇偶二字解
特牽之爲剖
以配定陰陽

傷寒論後條辨　卷四

不重此見得陰陽有一定之理合於一定之數於
其所發與所愈者觀之則凡發之後愈之前變動
不居、莫非陰陽進退消長於其間一或失宜而乖
其所治豈唯當愈者不能如日愈而輕病變重重
病變危往往是也若少陰厥陰條中所列七日死
六日死之病何莫非卽此處七日愈六日愈之病
哉則凡所以辯表裏察寒熱之法正不可不於臨
病時精研及發字虛處也。○條中揭出陰陽正見病
之關係處自非我能先陰陽而不違、何能使彼合

宜曰子上宜
活看重在陰
數陽數之數
字上

必了又何苦於六七字上杜撰出一番觀梅數來
陰陽而奉若他家講此處已是勒勒如律令亦不

九三

病人身大熱反欲得近衣者寒在皮膚熱在骨髓也

身大寒反不欲近衣者寒在皮膚熱在骨髓也

熱有真熱即有假寒不察乎人之苦欲無以測真

以寒熱辨陰陽表裏誠莫逃矣然有真熱即有假

寒真熱之所在而定本標也病人身大熱反欲得

近衣者沉陰內錮而陽外浮此曰表熱裏寒身大

寒反不欲近衣者陽邪內菀而陰外凝此曰表寒

辯太陽 七 式好堂

病到不愈時
候傳變多端
陰陽同無改
易而寒熱則
難泥定矣故
陽病有脈溪
熱深陰病有
熱熱裏病有
表熱裏寒身
證同後倒以
此條使人知

當仍須䰇䰇
○上條㸑字
就起因言此
條在字據現
在言。
不言表裏言
皮膚骨髓者
極其淺深分
言之也。

又九三

傷寒論後條辨　卷四

裏熱寒熱之在皮膚者屬標屬假寒熱之在骨髓
者屬本屬真木真不可得而見而標假易惑我以
形故直從欲不欲處斷之蓋陰陽順逆之理在天
地徵之於氣者在人身即協之於情情則無假合
之前條彼爲從外以審內法此則從內以審外法
也。○欲得迅衣與惡寒不同一則借外以禦內寒
得禦減一則體有著而成忤不在衣之厚薄上
太陽病發熱汗出惡風脈緩者名爲中風。
經署首明既可從寒熱辯陰陽更可從標本察寒

日太陽病是
從太陽病中
列出其為傷
寒方列出其
寒非是有傷
寒為太陽病也。

寒必兼風風
寒合力為傷
寒若無風。
是為中寒。
風不必兼寒。
身之表氣絾

熱凡表裏虛實總不外此則以之認天下病無難
事矣何必蕞爾歲見於傷寒哉故自此可於太陽中
辯其既為傷寒既為同於傷寒既為異乎傷寒之
病矣如脉浮頭項強痛而惡寒則知太陽受病矣
病在表而不在裏矣然表有營與衛之分營行脉
中衛行脉外風寒入之而各有所隸遂有表虛表
實之不同總不難於兼脉兼證間得之以傷寒亦
發熱而汗却不出茲可以發熱汗自出者別其證
為中風之證以傷寒亦惡風而脉却緊茲可以惡

傷寒論後條辨

辯大陽

八

式好堂

虛外之窠氣
輒着外氣有
何氣經日
卽爲風感之
草無刻不動
則知人身之
毫毛亦無刻
不動矣我不
不動矣不動卽
能禦此動卽
爲彼所着此
之謂中

九四

傷寒論後條辨
〇卷四

風脈緩者別其脈爲中風之脈緣風則傷衛以衛
陽虛而皮毛失護故發熱汗出惡風也〇受風性之
游颺而衛氣失其慓悍故脈緩也〇證與脈兼得其
實矣〇然後乃得正其各曰此其病在太陽自是中
風之病〇明是削去傷寒之號矣〇而列證復先
太陽之爲病〇仲景於首條揭出
之以中風不但論中之正統不許傷寒借居卽太
陽之正統亦不許傷寒借居也
太陽病或已發熱或未發熱必惡寒體痛嘔逆脉陰

寒乘即熱耳
謂太陽證具
而未熱此
自其始發時
言緣傷寒爲
太陽傷中詳
及他病証而
一必字欲其
虽明之証確不
得以已發熱
一項覚及他
大陽更不得

陽俱緊者名曰傷寒、

風傷衛之證與脉已經剔明矣更須剔出寒傷營

之本脉與證方不令混入風傷衛之病也太陽受

病雖同而寒屬陰則發熱較遲於中風然巳未

之間必惡寒唯寒則惡寒自不同中風之僅惡風、

而稍兼惡寒也其體則徧陰寒擊於經隧而血氣

凝泣自不同中風之無內擊也其嘔則逆寒束於

皮毛氣無從越而壅上自不同中風之乾嘔僅鼻

鳴、而氣不甚逆也即此晷晷叙之巳不待辯及有

辯太陽

九

式好堂

大抵邪阻于外者裡氣不利而多遲所以中風有乾嘔證傷寒有嘔逆證。

以未發熱一項遂入太陽外之三陰也

傷寒論徵似辨　卷四

汗無汗處而其證已不同於中風之證矣至若寒

傷營之脉則陰陽俱緊以寒主勁急而且爲實邪

故緊而浮沉俱有力也此其脉則大不同於陽浮

而陰弱之緩脉矣證與脉廉得其實矣然後乃得

正其名曰此其病在太陽纔是傷寒之病而非中

風所能混耳非中風能混則推之暑濕温熱俱不

得以其似是者混名之曰傷寒矣。○風寒不必同

氣然亦有交互之時特中在衛分雖寒亦從陽化

而并爲風并爲風祇屬虛邪衛主疎泄故也傷在

經曰氣有定
舍因處爲名
衛所處爲之舍
爲虛地營所
處之舍爲實
地故也營所
處居來風穴
穴居來風穴
而厥者

營分雖風亦從陰化而弁爲寒便屬實
營主秘固故也風寒虛實從營衛之所受而分不
必風自風寒自寒也猶之邪在太陽則從寒水化
氣入陽明則從燥土化氣轉屬不常總因經氣爲
主客○以後取證莫不弁以太陽病者猶形家之
用羅針先取子午爲定盤東西南北但視加盤輒
可定向所以太陽病一準則兼證可以廣及而凡
在風寒暑濕之中及不在風寒暑濕之中者皆不
難病至而名之矣病至彪名方不致爲傷寒二字
知邪在何經

辨太陽

十

式好堂

傷寒也。

胡亂稱之曰

意蓋不欲人

仲景分經之

而霢苏病此

文九四

所惑不然太陽之有傷寒其病止有此條○何至後

來救逆多般無非爲此條而設只因定盤星先錯。

不辨傷寒僅太陽中之一病反以太陽爲傷寒中

之一經耳。

傷寒、一日、太陽受之、脉若靜者爲不傳。頗欲吐若躁

煩、脉數急者、爲傳也、

傷寒二三日陽明少陽證不見者爲不傳也。

中風傷寒之辨別、祇據太陽經始得之證言耳。其

間反覆變遷未可以太陽一經之脉證槩彼六經。

後人遂援素問中傳經之說而且按日定之則誤
莫大焉夫素問之言傳經者爲熱病言此非爲傷
寒言也傷寒無定經之傳而亦無定日何以言之
無病之人經以順傳爲恒始厥陰而終太陽日過
一經無愈期也傷寒一日太陽受之經爲邪阻而
遂逆順傳者恒而易逆傳者變而難脈浮緩者安
於緩脈浮緊者安於緊總無躁動之脈相乘此之
謂靜靜則不傳又以譌論經逆則氣亦逆故頗欲
吐中風則有乾嘔傷寒則有嘔逆是也總之寒邪

辨太陽

十

式好堂

異是一日太陽受之便作躁煩陽盛可知論所云

太陽病發熱而渴不惡寒者近是傷寒之一日無

此證也脉則不緩緊而數急熱劇可知經所云有

病溫者汗出形復熱而脉躁疾者近是傷寒之一

日無此脉也有此脉與證者必其人太陽之寒水

素從火化故經氣纔受邪而逆勢遂從火令之迅

速而莫甩此爲傳也兇經不傳則已傳則遍及無

中止也不傳則已傳必刻期無差日也不傳則已

傳必依次、無陵越也。所以二日即見陽明熱證、三

日即見少陽熱證、推之三陰、若監乾、若口燥舌乾、

若煩滿囊縮、日見其經之熱、此之謂傳經也。若傷

寒則或從太陽而解、或從陽明而解、不必遍周、或

數餘日仍在太陽或數餘日方過陽明、不必刻期、或

或從太陽而陽明、或從太陽而少陽、不必推經、且

寒熱各隨經氣而變見、不必有熱無寒、此之謂轉

屬非傳經也。轉屬非由誤汗誤下而成、即由日久

邪深而變、總之寒、溫異氣、故傳不傳殊途也。得此

傷寒論後條辨　卷四

一云一日二
日寺日字當
是日字之悮
尤爲得解

說以治傷寒自知根經以辯證據證以驗經無復

死定始太陽而終厥陰今日太陽明日即陽明之

譌且誤也○傷寒之有六經無非從淺深而定部

署以皮膚爲太陽所轄故署之太陽肌肉爲陽明

所轄故署之陽明筋脉爲少陽所轄故署之少陽

云耳所以華佗曰傷寒一日在皮二日在膚三日

在肌四日在胸五日在腹六日入胃只就騙殼間

約署及淺深而并不署太陽陽明等名然則仲景

之分太陽陽明等亦是畫限之意用以轄病也觀

其標篇祇云太陽陽明等太陽陽明字下並無經
字何復言傳太低人身無病之氣恒由裏而達表
有病之氣恒由表而達裏由裏達表者吾身之正
氣也是爲順傳由表達裏者客外之邪氣也是爲
逆傳凢病邪之來自是表輕裏重表淺裏深邪久
不罷只有裏向之虞謂此經之病不去彼經之病
又因此經之病而起輕病變重淺病轉深切須着
意關防使邪得外解爲佳豈是太陽必傳陽明陽
明必傳少陽一定不移之謂乎且傳經之傳字乃

傷寒論後條辨　卷四

從受字得來熱病一日太陽受之受此熱也既巳

受之雖太陽寒水之經亦復奉令而變寒爲熱下

交所謂發熱而渴不惡寒是也太陽巳受之二日

遂將此熱傳遞到陽明陽明受之而禀令爲遂爲

熱病之陽明不復見出傷寒胃實之陽明矣三日

又將此熱傳遞到少陽少陽受之而禀令焉遂爲

熱病之少陽不復見出傷寒寒熱往來之少陽矣

四五日以此熱次第傳遞到三陰三陰受之而禀

令焉亦復變爲熱病之三陰無復傷寒寒證之三

二條之言是
言傷寒傳

經之說恐人
孤疑因指出
熱病之傳者
以對勘之見
其證其脈其
曰期總久與
傷寒不同後
人見合不着
經意遂有延
經越度諧恐
紛之附會恐
是內經論一篇
熱病論文字
移作一篇傷
寒論文字寫
叔和牢騷囑
定耳。

陰矣緣所受之熱雖屬太陽傳來顧所稟者非太
陽之令而熱病之令也不過視其經道之遠近而
勅書到日一同太陽欽遵耳此欽遵耳所以欸者此熱
界病氣候未傳之先熱勢已成吾身之一稜故傳無
成其氣候秉令已久尼至陽三陰皆其官轄之地
不受若傷寒太陽一日受之秖可行其界內之令
不能行之界外苟欲傳之陽明陽明方且招降納
爾太陽之寒歸我陽明之熱豈肯受令苟欲傳之
少陽少陽方且起牛旅之師角爾于半壁外拒則

傷寒論後條辨　辨太陽

三

武好堂

傷寒論後條辨

卷四

成邪耳非關受也若云傳之三陰則陽去入陰豈

唯不受而深淵幽壑之下坐令全軍皆沒成其亡

陽亡陽者寒深之故也豈有傳經爲熱之理或曰

陽神從欝伏而現非受表陽而現也至若三陰之

傳經無熱三陰經何以有熱證曰此陰經自具之

有承氣證則由三經陰液素少畜有燥氣一遇陽

明輒歸之而成胃實衹可名爲三陰之陽明豈是

本經無熱受及表間陽邪而爲熱乎唯是六經循

環五藏六府之氣自是交通陰邪或病及陽陽邪

又
九
五

或病及陰則視其人經中之本氣為之經所云陰

不足者陽往從之陽不足者陰往乘之之謂也又

不可謂病此者不累及彼須認定六經中之主脈

主證而旁通四達自無往不得仲景之法若云傳

經則碍仲景之法者莫此為最幸勿認賊作祖也

太陽病發熱而渴不惡寒者為溫病若發汗已身灼

熱者名曰風溫風溫為病脈陰陽俱浮自汗出身重

多眠睡息必鼾語言難出若被下者小便不利直視

失溲若被火者微發黃色劇則如驚癇時瘈瘲若火

傷寒論後條辨　卷四

發熱而渴不
惡寒非太陽
證而日太陽
者宜日太陽為
病者巨陽為
諸陽主氣熱
病論所云傷
寒一日太陽
受之頭項痛
腰脊強者是
也欲其不惡
寒故為太陽
之溫病而非
傷寒。

熏之一逆尚引日再逆促命期。

傳經不傳經從寒熱而分是為異氣則欲明傷寒

證而日太陽者宜兼明夫異氣之病蓋風寒暑濕病雖異而不

失其為同以邪皆自表而入故皆見太陽惡寒證

縱傷寒亦有燕渴而不惡寒者然必俟寒邪變熱

轉屬得之乃今於太陽初得之一日便發熱而渴

便不惡寒是則邪午外交氣早內變其外交者太

陽特其發端而內變者熱畜固非一朝一夕矣蓋

自冬不藏精而傷於寒時腎陰已齡一交春陽發

動即未發之於病而周身經絡已莫非陽盛陰虛
之氣所布護則所云至春發為溫病者蓋自其胚
胎受之病字只當氣字看今則借蘗於太陽病而
發熱而渴不惡寒之證遂從內轉耳猶之趙檢點
華周為宋以為陳橋兵變而不知黃袍加身之日
久矣陳橋其發覺處耳業已華周為宋則宋之為
宋此日不傳宣而遍及天下不止溫之所以為溫
者如此溫病雖異於傷寒然熱雖甚不死以其病
即傷寒中轉之病而溫病以之為初傳熱在於經

辯太陽　　十四　武好堂

冬時傷腎則
寒水彼戲是
同病源頭誤
治溫病而辛
溫發病起風
溫病頭風溫
即溫病之爲
證非溫病也
又有風溫之
溫乃從時令
得之其證自
從惡寒始

卷四

隧之間又非傷寒入裡胃家實者比治法只宜求
之太陽署之裏陽明署之表如所云心中懊憹舌
上胎者梔子豉湯主之渴欲飲水口乾舌燥者白
虎加人參湯主之脉浮發熱渴欲飲水小便不利
者豬苓湯主之之類若不汗出而煩燥者大青龍
湯可借用如葳蕤湯亦是也溫病之源頭祇是陰
虛而津液少汗下溫針莫非亡陰奪津液之治故
俱屬大忌未發汗祇是溫發汗巳身灼熱則溫病
爲風藥所壞遂各風溫以內蘊之熱得辛溫而益

助其炎熾也陰陽俱浮者自裏達表數急脉中更

增其洪盛也自汗出者火勢熏蒸而透出虬表也

傷寒煩熱汗出則解溫病得之誤汗熱悶轉增身

重多眠睡息必鼾語言難出者熱盛於經則傷氣

故氣滯神昏而絡脉壅也被下者陰虛重泄其陰

小便不利直視失溲者水虧營竭而腎氣不藏也

被火者火盛重壯其火微發黃色者兩陽熏灼致

脾陰不守而土氣外見也劇則如驚癇時瘛瘲者

陽氣根於陰靜則神藏躁則消亡亡則精不能養

傷寒論後條辨

辯太陽

式好堂

若火熏之卽
形體如煙熏
之謂心欲絕
也。

神氣不能養筋也若火熏之者對微發黃色言黃

而加黑津血爲火熱爍枯也凡此皆溫病中之壞

病變證如此視夫發熱而渴不惡寒之初證吉凶

順逆何啻天淵一逆者若汗若下若火也再逆者

汗而或下而或火也溫乃陽盛陰虛之病一逆

已令陰竭再逆乎甚矣溫熱病不同於風寒治

也此證初治可用辛涼治標一經汗下後苓連梔

膏祗增其熱王氷云寒之不寒責其無水須大劑

六味地黃湯重加生地麥冬救腎水爲土若乾嘔

初證熱雖甚
不死至于佝
命期者營衛
不行五藏不
通之故也營
衛不行五藏
不通者一逆
再逆陽光亢
極陰液竭流
亡故也

頃逆者加山查貝母折其衝勢金水兩虧者宜三

地二冬加人參為固本湯滋水之上源若見斑衄

等證此為上竭宜四物湯倍生地赤芍加山查丹

皮復營分之虧以生陰氣煎法俱用童便或加金

汁和服益病根得之冬不藏精故滋陰可以退火

而凉血即能清熱余以此活人多矣因附識於此

大抵冬傷於精發為溫病者尚曰陽盛使然若陽

氣併虛者發不能發此則骨蒸勞熱等病之源頭

也不可不知

傷寒論後條辨 辯太陽 十六 武好堂

三陰無頭痛
何以七日行
經盡而方愈
是卽熱病論
中至七日太
陽病衰頭痛
少愈之言也
熱病必傳經
故剌之使不
作再經所去
各通其藏脈
病日衰已矣
之謂也

傷寒論後條辨　卷四

太陽病頭痛至七日以上自愈者以行其經盡故也

若欲作再經者鍼足陽明使經不傳則愈

溫病不可誤治者以其經氣本熱故也故以日計

經總皆爲熱是則經中之熱自傳非太陽之病氣

傳也所以行到三陰熱而頭痛仍頭痛與其

妄治不如守之不至成上條風溫等諸壞病至七

日以上自愈者經盡則熱亦盡陰氣當來復也若

欲作再經者熱不罷故頭痛仍頭痛也剌陽明以

泄其熱無經可傳而逆者順矣故自愈治熱病

莫宜於刺故內經有刺熱篇法最詳悉仲景例此

盖不欲人之妄為汗下溫也

為壞病桂枝不中與也觀其脉證知犯何逆隨證治

之。

太陽病三日巳發汗若吐若下若溫針仍不解者此

觀其脉證知
犯何逆隨證
治之括盡一
部傷寒論必
欲辨原辨證
者正是後人
臨病能觀脉
觀證平辨是

知溫病之不可妄治益知傷寒之不可妄治矣緣

不定之邪以有定者治無定則在太陽病之三日

汗吐下溫雖有一定之法而表裏寒熱病固有

發汗若吐若下若溫鍼仍不解者知病非本來之

辯太陽

七

式好堂

坏病不知領
署者以有傳
經之說也傳
經之殺人者
以脉證不必
觀治不必隨
也故仲景首
以桂枝不中
与太陽示戒
他經可例矣

定法時觀起
用法時

九七

病而巳壞於法之不對矣如汗後亡陽動經渴躁

讝語下後虛煩結胸痞氣吐後內煩腹脹滿溫鍼

後吐衂驚狂之類紛紜錯出者俱是既爲前治所

壞後人便不得執成法以救逆所以前證雖屬桂

枝壞則桂枝亦不中與也觀其脉證知犯何逆隨

證治之蓋欲反逆爲順非從望聞問切上探出前

後根因無從隨證用法非頭痛醫頭之謂隨證也

本發汗而復下之此爲逆也若先發汗治不爲逆

先下之而復汗之此爲逆也若先下之治不爲逆

究竟治逆之法非能於法外議法也祇此表裏之

間汗下酌其所宜而不失先後之序則厄彼之所

爲逆治者卽我用之以治逆者矣醫固貴於酌宜

合法而又不當過於懲羹吹韲也如此○世多依

違兩可之醫胸無斷決託言曰慎觀仲景之標篇

俱着辯字不辯而愼何必汗下始殺人能辯而斷

何必汗下不救人也

凡病若發汗若吐若下若亡血亡津液陰陽自和者

必自愈，

陰陽門和後
方有變字此
正者在病中
言亡血亡津
液後之病勢
較前必劇病
氣盛者元氣
衰也陰陽為
元氣祖世以
傷寒殺人者
知有病氣不
知有元氣耳

九八

卷四

至於凡病若發汗若吐若下已至於亡血亡津液

則陰陽虧負自爾乖乖忤失和此何暇更視其何逆

急急治病哉直當求諸生成化育之本以滋培其

元氣使陰陽自和則亦不必治病而病自愈蓋人

身資乎津血而津血統諸陰陽欲和陰陽其亦求

諸上集之衛營中集之脾胃下集之真水火乎

欲自解者必當先煩乃為有汗而解何以知之脉浮故

知汗出解也

可見治傷寒有法凡未解之先為正治為救誤在

何以知之四
字欲人詳及
病之徵兆也
兆在病勢未
朕之先解不
解但要見微
知若方獲工
夫

審○脉○驗○證○間○誠○不○可○稍○有○疏○虞○矣○卽○於○其○欲○解○時○

正○自○難○忽○畧○也○彼○欲○自○解○而○竟○解○者○固○然○矣○亦○有○

自○解○而○不○遽○解○者○必○須○汗○出○而○汗○不○遽○汗○也○必○當○

先○煩○當○其○煩○時○汗○不○汗○未○可○知○也○全○憑○乎○脉○如○診○

得○脉○浮○卽○是○邪○還○於○表○之○兆○切○勿○妄○治○其○煩○使○汗○

却○而○當○解○者○反○不○解○也○可○見○病○之○欲○解○脉○卽○應○之○

況○其○初○發○於○陰○發○於○陽○者○間○或○不○同○而○自○一○日○以○

至○六○七○日○爲○傳○爲○變○者○又○復○不○一○其○間○脉○隨○證○而○

轉○遷○不○定○者○當○更○何○似○其○可○不○憑○脉○合○證○認○證○求○

又九八

傷寒論後條辨　卷四

太陽病欲解時．從巳至未上．

治而泛然曰傷寒其七日愈六日愈哉

巳午雖乘陽王而必藉令未土者陰陽之沖氣

也緣病之發也非虛發必陰陽之乖氣有乘吾之

經氣者而病之解也不徒解必陰陽之沖氣有王

吾之經氣者時暑且然辰與季可知矣所以辛甘

能何以使人身之無恙陽無伏陰哉此傷寒論之

酸苦之治實宰生化制尅之機不有參贊變理之

所以作也欲代天地之生成故不得不于傷寒門

破去一切終始順舊之家技也

傷寒論後條辨卷之四終

辨太陽

二十

式好堂

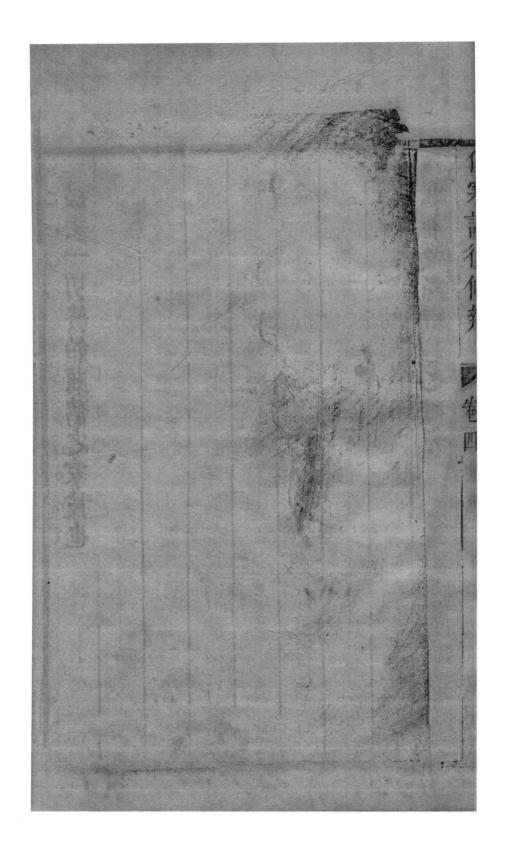

傷寒論後條辯卷之五〔一名直解〕

新安程應旄郊倩條註　弟程　丹中實校

辯太陽病脉證篇第二

論爲傷寒而著則太陽一經自應取重於麻黃湯○

乃反冠以桂枝湯而加減備至者以云救也傷寒

自昔相沿而中風之說別自仲景在傷寒門中有

中風亦猶中風門中有類中風也類中風者明其

非中風也非中風而人往往以中風名之以其有

中風之證故也非中風而見中風之證祇是假中

武好堂

傷寒論後條辨 卷五

風則仲景之名中風者亦明其非傷寒也非傷寒

而人莫不以傷寒之名之以其有傷寒之證故也非

傷寒而見傷寒之證則亦祇是假傷寒世人以假

作眞凡遇卒病之來統名之曰傷寒旣名之曰傷

寒則未滿之三日只有可發汗之一說而麻黃湯

其所必主矣縱不敢主麻黃而十神芎蘇等類何

莫非其流亞也南轅北轍正綠傷寒眞者少假者

多耳仲景專從假處破之則別嫌疑正猶豫昭德

塞違兢就乎唯桂枝是賴營弱衛強以之衛氣不

和以之衛不其營和諧以之推其意只是輯寧在

我而傍及於牧禦以視麻黃湯之職專驅伐者有

安中攘外之別故特於宜禁間大示詳畧其間五

苓散一方則為佐桂枝以和衛分之裏而設既設

五苓散佐桂枝以和衛分之裏自不得不倒一桃

核抵當方佐麻黃以攻營分之裏壁壘井然旌旗

互樹正防人虛實之或紊耳究竟太陽病中桂枝

證多麻黃證少五苓散證多桃核抵當證少其餘

若吐若下若溫更從桂枝解肌一法連類而傳及

辯太陽病

二

武研堂

九九

卷五

之以互考異同以反勘真僞而疋所以彌縫其缺

失匡救其不逮者誤汗較等諸誤下豈太陽傷寒

之不可汗哉真傷寒太陽可汗假傷寒太陽不可

汗也故雖類證設防著方定則網羅莫外須從辨

脉平脉二法中打開實虛鑷鑰方得傷寒變證所

由而一切汗吐溫下之法乃可從桂枝解肌外議

治議救耳

太陽中風陽浮而陰弱陽浮者熱自發陰弱者汗自

出嗇嗇惡寒淅淅惡風翕翕發熱鼻鳴乾嘔者桂枝

湯主之。

治傷寒之法首宜正名者所以為出治之地也既
已正其名曰太陽中風矣則必出其方以治中風
之病而病之來路不精詳猶恐方治不對也故復
歷歷叙其脈與證焉陽浮而陰弱釋緩字之體狀
也陰陽以浮沉言非以尺寸言觀傷寒條只曰脉
陰陽俱緊併不着浮字可見唯陽浮同於傷寒故
發熱同於傷寒唯陰弱異於傷寒故汗自出異於
傷寒虛實之辯在此熱自表發故浮以候之汗自

辯太陽

三　式好堂

傷寒論後條辨 卷五

凡六經見證。（只是要人認定揭條之主脉主證使表裏府藏四字不得潤溜耳。其餘經絡環動彼何容過泥卽如此條之其鼻鳴乾嘔。與膀胱經何涉若從經絡而論豈是太陽傳肺胃為併病乎。

裏出故沉以候之得其同與異之源頭而歷歷諸證自可不爽齊齊惡寒者肌被寒侵怵而斂也漸淅惡風者肌因風灑疎難禦也翕翕發熱者肌得熱畱合欲揚也齊齊淅淅翕翕字俱從皮毛上形容較之傷寒之見證自有浮沉淺深之別鼻鳴者肺主皮毛皮毛失護肺氣張也乾嘔者諸陽受氣於胸中陽不能布因而逆也脉既浮虛證多疏泄風鼓衛虛陽不內固於此已的則一意贊衛和營無容宣代乃可主之以桂枝湯而無所易也。

桂枝本爲解肌。若其人脉浮緊發熱汗不出者不可

與也。常須識此勿令誤也。

桂枝之於中風誠爲主方矣。而桂枝所以治中風

之故不明其本用之不無有誤者緣邪之初中人

也淺在肌分而肌之一字營衛均主特衛主氣行

於肌之經脉外營主血行於肌之經脉中二者夾

肌分而行同謂之曰表要從表處分出陰陽表裏

來則衛又爲陽爲表營又爲陰爲裏矣故邪中於

肌之表分衛陽不固是曰中風法當解之以其脉

[仲景]一部傷寒論非是爲病家設專是爲醫家設故其立方定法處處留之以戒條一百一十三方皆已裁酌停當要在辨脈辨證上平素有工夫不煩咎于今波此異同总闢百宜即壑闊亦發摩容

卷五

浮緩發熱汗自出皆爲虛邪衛主疏泄得風而更散故也邪傷於肌之裏分營陰受閉是曰傷寒法當發之以其脈浮緊發熱汗不出皆爲實邪營主收斂得寒而更凝故也唯其均屬於表故脈浮則同唯其一虛一實故緩緊汗出不出自異今因風傷衛氣肌腠遂虛脈必浮緩證必自汗出故主以桂枝湯取桂枝生薑之辛熱以贊助表陽而禦邪取甘草大棗芍藥之甘緩酸收從衛斂營而防裏陰之失守乃補衛之劑爲太陽表虛而設其云解

不得誤常須識此要人着眼在常字上

肌者猶云救肌也救其肌而風圍自解若脈浮緊

發熱汗不出者寒且中肌之血脈而傷營矣方將

從肌之裏一層驅而逐出之豈容在肌之表一層

固而護衛之故雖與中風同屬太陽病同有浮脈

同有頭項強痛惡寒證桂枝不可與也識卽嚛而

識之之識有念茲在茲意蓋可與不可與在毫釐

疑似之間誤多失之於倉卒須常時將營衛之來

去跻兩兩相形兩兩互勘陰陽不倍虛實了明方

不臨時令誤耳不以桂枝誤脈浮緊汗不出之傷

傷寒論後條辨　卷太陽　五　武好堂

寒自不至以麻黃誤脉浮緩汗自出之中風矣緣

營衛爲太陽虛實攸分同經異病關係最重故仲

景特借桂枝方中彼此遙映以作戒嚴

凡服桂枝湯吐者其後必吐膿血也。

其所以不可或誤者何也桂枝用之於中風則爲

解肌用之於傷寒則爲開邪邪無出路反得挾辛

熱之助怫欝其營中之血淫溢上升吐而繼以膿

血所必然也夫桂枝本爲解肌未嘗令人吐膿血

也而今吐膿血者則非桂枝之誤而用桂枝者之

寒傷營營之
所生者血也。
覩傷寒脉浮
緊不發汗因
致衄者之用
麻黃與頭痛
者必衄之用
桂枝在仍須
發汗後則知
此處用桂枝

膿血之根。
寧當亦是吐
條中有一嘔

誤也。

也。酒客病不可與桂枝湯。得湯則嘔。以酒客不喜其故

不特此也前證之誤以未識脉之緩與緊汗之出

與不出耳至若酒客病則亦有脉浮汗自出似桂

枝證者不知此濕熱薰蒸使然肌不任虛誤與桂

枝湯雖辛熱未經怫鬱其營血而其能助湯得湯

而嘔此必然也夫桂枝本爲解肌未嘗令人嘔也

而今嘔者此非桂枝之誤而用桂枝者之誤也

傷寒論後之條辨　辨太陽　六　式好堂

傷寒論後條辨　卷五

發汗後見此
者由未汗之
先其人已是
中虛而寒，故
誤不必再
一誤

百二

發汗後水藥不得入口為逆若更發汗必吐下不止．

不特此也發汗後水藥不得入口已逆在汗矣乃

其人亦復脉浮自汗出似桂枝證不知此陽浮於

表中寒內拒使然虛不止肌誤與桂枝湯更發其

汗則實其表者中愈虛溫其表者中愈寒胃中無

陽吐下不止所必然也夫桂枝本為解肌未嘗令

人吐下不止也而今吐下不止者此非桂枝之誤

而用桂枝者之誤也以此推之藥有所宜即有所

禁不不明其所禁而欲用其所宜雖桂枝有不能恣

百三

九十二條重
認病又九三
條重辨證九
十九條重定
冶此條重援
劍敘述頗同
並非于太陽
屋下架屋

意者兒他藥乎

太陽病頭痛發熱汗出惡風者桂枝湯主之

以桂枝湯之多所禁如此後人得無有蔥焉而

不敢主其方者乎不知不足畏也桂枝自有桂枝

之證縱太陽病之頭痛發熱有雷同而合以汗出

惡風則無雷同矣何所畏乎桂枝湯而不主之也

太陽病外證未解脈浮弱者當以汗解宜桂枝湯

兒桂枝自有桂枝之脈脈象於中者證乃應於外

縱太陽病未解之外證有模糊而合以浮弱之脈

弁太陽

七

式好堂

邪風者桂枝湯主之

太陽病發熱汗出者．此爲營弱衛強．故使汗出欲救

則無模糊矣．何所畏乎桂枝湯之不宜也

究從前所以用桂枝之故．以桂枝湯爲營衛之總

司也．以其爲營衛之總司．故不特虛風可解．卽邪

風亦可救．邪風者四時不正之風也．邪風則不必

脈盡浮緩然．太陽病之發熱汗出證自存也．夫汗

者營所主固之者衛．今衛受風邪則營爲衛所併

而營弱矣．正氣奪則虛．故云弱也．衛受風邪肌表

〔脈浮緊而尺
中一遲便不
可發汗曰營
氣不足血少
故也則知此
處營弱之用
桂枝爲益營
之劑而非汗
劑矣．營而
卻不助邪．故
故邪風者亦
止之則以其
止齣故也

邪風證亦令一人身体重骨
節疼痛但汗出異于傷寒
耳。

百六

不能固密此亦衛之弱處何以為强邪氣盛則實
故云强也營虛而衛受邪故使津液失其所主與
所護徒隨邪風外行而溢之為汗然則營之弱固
弱衛之强亦弱也凡皆邪風為之也欲救邪風者
不必另治風但用甘酸固護其營衛而大助之以
辛風邪得所禦而自去矣桂枝湯所以主之者此
也。

病人藏無他病時發熱自汗出而不愈者此為衛氣
不和也先於其時發汗則愈桂枝湯主之。

辨太陽   八   式好堂

凡藏病亦有
發熱汗自出
連綿不愈者
骨蒸勞熱類
是也

知桂枝湯之功在於和營衛而不專治風則人病
不止於太陽中風而凡有涉於營衛之病皆得準
太陽中風之一法為之繩墨矣如病人藏無他病
屬之裏分者只發熱自汗出時作時止纏綿日久
而不休此較之太陽中風證之發無止時不同矣
既無風邪則衛不必強營不必弱只是衛氣不和
致閉固之令有乖病既在衛自當治衛雖藥同於
中風服法稍不同先其時發汗使功專於固衛則
汗自斂熱自退而病愈此不必為太陽中風而桂

枝湯可主者一也○桂枝爲解肌而有時云發汗
者何也助衛氣升騰虛回而正氣得宜之汗與麻
黃湯逐邪氣使外洩之汗不同○

病常自汗出者此爲營氣和營氣和者外不諧以衛
氣不共營氣和諧故耳以營行脉中衛行脉外復發
其汗營衛和則愈宜桂枝湯．

又使有一病而汗出爲常此不復時作時止也却不
同太陽中風證之有發熱此不必疑其病在營而
用營分之藥如今人滋陰斂汗等類病原在衛以

辨太陽

武好堂

營氣不足血少故也輒不
可用麻黃則知和營養衛
無如桂枝矣營衛爲太陽

大腸鍵肤主
營者心主衞
者肺卽人身
氣血之陰陽
也而營氣又
資于衞氣後
而敷逆多端
省因誤在治
病氣而不照
料及營衞。
百八

卷五

衞氣不共營氣和諧故耳以營行脉中衞行脉外○

二者相依衞病則營亦病故汗常自出耳病旣營○

衞相兼治亦營衞相兼先發其汗以和衞矣復發○

其汗以和營由淺達深營衞兩和而病愈此不必○

其爲太陽中風而桂枝湯亦宜者又一也○

太陽病外證未解者不可下也下之爲逆欲解外者。

桂枝湯主之。孫則亦脉之取不同

不寧此也本桂枝證爲醫誤治桂枝證不罷者仍○

須主桂枝也以證而論太陽病外證未經全解雖○

下之爲逆四
子輕看惜云
下之尚未逆
逆至若已成
壊病則自有

百九

有可下之證不可下也下之誠為逆矣若下後外
證未解者仍當解外有是證用是藥不以既下而
桂枝湯不可主者其一也

太陽病先發汗不解而復下之脈浮者不愈浮為在
外而反下之故令不愈今脈浮故知在外當須解
則愈桂枝湯主之

又以脈而論先汗後下似不為逆然愈不愈必辩
之於脈其愈者必其脈不浮而離表者也若脈浮
者知尚有表則前此之下自是誤下必令不愈從

傷寒論後條辨　辯太陽　十　式好堂

法。

醫證詳脈之

在外悟古人

今脈浮故知

經曰脈浮數

者可發汗宜

麻黃湯今脈

浮數而用桂

枝固知汗吐

下後之脈深

傷寒論後條辨　　卷五

前之誤不必計較只據目前目前之證不必計較

只據其脈今之脈浮知尚在外雖日久當須解外

則愈有是脈用是藥不以既下而桂枝湯不可主

者又其一也

百十

傷寒發汗已解半日許復煩脈浮數者可更發汗宜

桂枝湯。

不寧此也桂枝為風傷衛之藥而用之得宜雖寒

傷營中可以主之如傷寒服麻黃湯發汗已經熱

退身涼而解矣半日許復煩脈見浮數終是寒邪

與未經汗吐
下之脈法主
斷不同

一百十

退而復集與自汗脈浮緩之中風無涉然汗後見

此則陽虛便防陰弱蓋頃因心攝數屬陰虛此際

寧堪再任麻黃攷前發汗之法爲解肌則雖主桂

枝不爲犯傷寒之禁也

傷寒大下後復發汗心下痞惡寒者表未解也不可

攻痞當先解表表解乃可攻痞解表宜桂枝湯攻痞

宜大黃黃連瀉心湯

不寧此也證當表裏兼見之時不能不用桂枝湯

又不止單用桂枝湯仍不難審先後着而主之如

辯太陽

士一

式好堂

法
着有圓机活
而衆方中着
知方是衆方
先行乃可固
日不可日當

傷寒屬表病以大下以虛其裏裏虛則所陷之陽

邪既爲裏陰所摶結而成心下痞矣又發汗以虛

其表表虛則陽氣不充而仍惡寒以其表未解則

宜解表以其裏有痞則宜攻痞二者不可並施則

先後之間必有定法宜先解表而主桂枝湯使表

實而陽向外宜乃用大黃黃連瀉心湯攻痞斯痞

瀉而陽無內陷此用桂枝湯於兼攻之治所宜先

而不可不先之一法也

○傷寒醫下之續得下利清穀不止身疼痛者急當救

裏後身疼痛清便自調者急當救表救裏宜四逆湯

救表宜桂枝湯

又如傷寒屬表病爲醫誤下裏氣太虛故其人本
不利續得下利清穀不止此陽從內脫與挾熱利
者不同也兼身疼痛者此表寒未去復爲裏陰所
搏也以其裏虛則宜救裏以其表虛則宜救表二
者不可兼施則先後緩急之間必有定法急先救
裏而用四逆湯復陽以收陰雖身疼痛所當救者
亦且後之陽旣復而清便自調矣則前所未及救

傷寒論後條辨　卷五

身疼痛者優
寒人本證下
利清穀者為
醫誤下之續為
證言下之續.
後醫病病只
傷人于外.藥
輕傷人于裡.
清便自調名.
藥和去而裡
氣和又從外
卵治病

之表亦井緩圖也急救其表而用桂枝湯壯陽以

和營衛誠恐表陽不壯不但身疼痛不止并裏所

新復之陽頃刻間重為陰寒所襲故救之宜急此

用桂枝湯於兼溫之治所宜後而後之又不容緩

之○一法也自此而止遡之桂枝湯之主中風也但

使無犯其所禁而其所宜遂爾縱橫曲折用之無

不如意如諸條所主云云者況乎諸條之外或原

主本方或主本方加減種種不一其法仍當於本

經誤汗誤下誤燒針及陽明少陽三陰經中備而

即巳上三條
言之皆云傷
寒而救法俱
用桂枝謂桂
枝非太陽之
主方而何

效之可也洵乎桂枝湯為太陽之總司營衛之統

領而又不止為太陽之總司營衛之統領巳也仲

景以之冠一百一十三方豈苟焉哉○又按二條

桂枝主治有先後者究其義總以扶陽為主前條

陽虛在表故見惡寒證雖裏有可攻之勢姑作緩

圖只以扶表陽為先使巳陷之陽從表而實乃攻

其痞去而陽不受傷此陽虛只在表一邊故曰

解日不可日當先日乃可見病勢雖不甚急而一

定之次序自應如此後條陽從內脫致所陷之表

辨太陽病

武好堂

無限圓機活法總是胸有定見．

陽益無所倚而陰邪得從內搏故兩勢俱孤危曰

急矣急則宜救非若上條解字之勢尚緩也但表

陽為裏之衛裏陽為表之主溫裏則陽回兼可托

表溫表則陽出遂為寒中桂枝湯能救表陽不能

救裏陽故先四逆而後桂枝玩本文既曰後身疼

痛矣仍曰急當救表見前之後此者不得已而後

之也今雖清便自調而身疼痛一證仍在急救之

列如救焚救溺之狀後先奔走之不遑也陽之不

可不扶不使稍有偏失如此或同太陽篇中又有

百十二

桂枝人參湯一證亦屬表裏不解茲何不循其例○

雙溫而救之曰彼乃表陽受陷預防裏陽欲脫之

治此條裏陽已脫單鞭救主之時雖有衛陽等當

救勢不能不舍之○併力於此矣就此推之凡病有

可攻之處而表陽現虛先當救表表裏之陽兩虛

先當救裏表陽陷入而裏陽在欲脫未脫之際救

表中即當照顧及裏陽所不足處○着着扶之得此

義而三百九十七法處處入範圍矣

太陽病頭痛發熱身疼痛腰痛骨節疼痛惡風無汗而

邪閉而搏及
營則多偏證
雖曰氣血凝
滯亦是陽氣
受傷而陰寒
勝

傷寒論後條辨　卷五

喘者麻黃湯主之。

桂枝為中風而主。自不可以之誤治傷寒。則苟正

其名曰傷寒矣。自當出其方以治傷寒之病。而病

之脉前篇已揭出可無模糊至於證之同異處不

加詳述猶恐方治不對也。故復歷歷叙其證焉。頭

痛發熱太陽病皆然。而身疼腰痛骨節疼痛則寒

傷營室陰血凝澀使然。風傷營無是也。惡風太陽

病皆然而無汗而喘則腠理閉密陽被壅遏使然

風傷衛無是也。得其所同以別其所異。寒閉營實。

陽氣失宣於此已的則一意逐邪發表無容斂肌

乃可主之以麻黃湯而無更議也

脉浮緊者法當身疼痛宜以汗解之假令尺中遲者

不可發汗何以知之然以營氣不足血少故也

麻黃之治傷寒誠為主方矣然往往脉與證俱屬

傷寒而用麻黃湯未能得其所宜輙復犯其所禁

者何也以未諳麻黃湯治寒傷營之故與其所以

然耳寒傷營謂之陰盛乘陽營被邪遏不得宣洩

表裏俱實之病也故君麻黃入營以泄閉臣桂枝

仲景之書都
是言不盡意
微辭妙義要
人言外求之
如此條之何
以知之及下
條之所以然
者字皆是要

人深思而得
其故不可隨
文旨說一番
便覺能領吾
論也

經曰營為根
尺脉運則營
不足奉生之
氣少也故血
少則身疼愈
瘟不盡在寒
邪之去不去

温衛以散寒、佐杏仁以破壅使甘草以和中蓋瀉
營以伐汗雖爲太陽表實而設顧營之所主者血
也較之於衛則又屬裏血與裏俱從尺脉候之若
其人脉雖浮緊證雖身疼痛而尺中一遲便知寒
邪自盛營血白虛當發汗而不可發汗矣蓋汗乃
血之液而營主之麻黃之發汗只因營血壅開從
其有餘者奪之今營氣不足而血少豈堪再奪乎
知麻黃湯爲瀉營之劑則如此證之脉浮緊身疼
痛麻黃湯不唯非所宜且爲犯所禁矣

脉浮數者法當汗出而愈若下之身重心悸者不可

發汗當自汗出乃解所以然者尺中脉微此裏虛須

表裏實津液自和便自汗出愈

又如脉浮數者雖與浮緊之脉稍異然經曰諸脉

浮數當發熱而灑淅惡寒言邪氣在表也法當汗

出而解無疑矣若下之而身重心悸者不唯損其

胃氣虛其津液而營血虧之可知其人尺中之脉

必微夫寸主表尺主裏營主血而對之衛則亦為

裏今脉雖浮數而尺中則微是為表實裏虛麻黃

津液下奪則
樞閉不利故
身重津液下
奪而不能上
奉故心悸所
恃表氣未虛
津液不至全
亡只是要和
陽陰液耗者

陽氣必不可
重虧也表裡
實則津液自
和不過菼正
而邪自除之
意

平

六一

湯之伐營爲表裡俱實者設豈可更用之以虛其

裡乎須用和表實裡之法治之使表裡兩實則津

液自和而邪無所容不須發汗而自汗出愈矣可

見驗脉之法全憑尺寸相應尺脉不但主乎營血

衛氣亦出於下焦而始行於中焦尺脉驗表裡虛實

汗下法於此處爲得其所宜不至犯其所禁也已。

病人有寒復發汗胃中冷必吐蚘。

尺脉微遲卽不可發汗以微遲爲陰脉尺中無陽。

營血必冷可知則溯而上之中集之陽主於胃欲

汗生於發煩
胃中陽氣所
釀也有寒復
發汗知胃陽
不復有於内

亥

七

百十

發上集之汗者可不顧慮胃中之陽乎病人有寒

乃陽少陰多胃氣素然也縱得傷寒其胃中之脉

不遲即微雖有可汗證先救其裏後救其表自有

定法也誤加則裏氣從表而越孤陰獨聚胃中胃

冷蚘不能安直從口出是爲藏寒之證即有烏梅

九安之法所喪良多矣何不於未發汗前防微

杜漸乎

病人脉數數爲熱當消穀引食而反吐者此以發汗

令陽氣微膈氣虛脉乃數也數爲客熱不能消穀以

七

弌好堂

胃氣
無陽何復有
下沉也胃中
數者陽氣不
膈氣虛而脉

一百八十

胃中虛冷故吐也。

誤汗不特虛中下二隻之陽且能虛上隻之陽上

隻之陽在膈諸陽從此受氣者也見數脉而反吐

者數爲熱脉亦爲虛脉膈虛陽客於上不能下溫

故令胃中虛冷熱爲客熱寒爲眞寒宪其根因祗

由發汗令陽氣微來陽氣之珍重何如而可誤汗

平。

咽喉乾燥者不可發汗。

夫以當發汗之證而脉與病稍有微碍麻黃輙爲

所况證候彰彰在禁汗之列者不一而足咽喉

乾燥者燥氣乘金液衰衛乏可知更發汗以奪其

液其傳爲索澤爲膈消凡遇可汗之證必當顧慮

夫上集之津液有如此者

淋家不可發汗發汗則便血

淋家熱畜膀胱腎水必乏更發汗以竭其津水府

告匱徒逼血從小便出耳凡遇可汗之證必當顧

慮夫下集之津液有如此者

瘡家雖身疼痛不可發汗汗出則痙

傷寒論後條辨 卷五

瘡家風濕襲肌肌表必虛雖有身疼痛之證乃營

氣不從搏及肌脈也更發其汗則營氣被奪經脈

失養必至成痓凡遇可汗之證便當顧及過身之

津液有如此者

衄家不可發汗汗出必額上陷脈緊急目直視不能

眴不得眠

衄家為血凌清道陽經受傷也清陽之氣素傷更

發其汗是為重虛額上者諸陽所聚陽去則額上

陷矣諸脈皆屬於目目得血而能視筋脈無血以

亡血而更發汗身内只剩一空殼子陽子何有寒自内生故慄而振。

二百二

養則牽引其目以致脉緊急目上瞪而不能合眼矣○衛氣夜行於陰則眠今衛無營主僅能行於陽○而不能行於陰則不得眠矣○遇可汗之證便不○可不顧慮夫陽經之營血有如此者○

亡血家不可發汗發汗則寒慄而振○

三百二

亡血家為陰虛陰虛陽已無依更發汗以奪其液○陽從外脫則寒慄而振是為陰陽兩竭矣○遇可汗○之證便不可不顧慮夫陰經之營血有如此者○

汗家重發汗必恍惚心亂小便已陰疼與禹餘粮丸。

辯太陽 九 式好堂

恍惚心亂便
有亡陽見厥
之象

陽氣盛則從
營中釀出津
液來是汗液
少者由營傷
營傷者由陽
亡此諸不可
發汗之緣須
與穀精之汗
不同又百廿三

心主血汗者心之液平素多汗之家心虛血少可

知重發其汗遂至心失所主神恍惚而多忡憧之

象此之謂亂小腸與心為表裏心液虛而小腸之

血和津液不急急於利小便可意及也此遇可汗

水亦竭自致小便已陰疼與禹餘糧丸其遇旺有

之證不可不顧慮夫表氣之疎密營室之衰旺有

如此者○○○○○○○○○○○○○

脈浮者病在表可發汗宜麻黃湯脈浮而數者可發

汗宜麻黃湯

以麻黃湯爲寒傷營之主劑而所禁多端乃爾將

令後人安所措手乎日亦於脉與證之間互叅酌

之不必泥定緊之一字始爲合法也照浮無緊似

不在發汗之列然視其證一一寒傷營之表病則

不妨畧脉而詳證無汗可發汗宜麻黃湯若脉浮

數者雖與浮緊稍異然邪勢擁遏在表可知則不

必寒傷營之表病其備自不妨畧證而詳脉無汗

可發汗亦宜麻黃湯就此二者之脉與證互叅之

其有脉則浮緊證其傷寒二者俱符又何麻黃湯

薛大陽

氏好堂

傷寒論後條辨　　卷五

服桂枝後而
汗出究竟汗
未嘗出也故
枝之汗用桂
黃湯出未出
之汗去甘草
枝而辛凉之
功兩勝肅清
在肺矣

之必在禁列哉○

方二

四

發汗後不可更行桂枝湯若汗出而喘無大熱者可

與麻黃杏仁甘草石膏湯主之○

不特此也酌用麻黃湯之所宜則不必無汗方主

之卽有汗亦可以加減主之也如發汗後不可更

行桂枝湯及下後不可更行桂枝湯可例見之以

其人原見寒喘之證用桂枝湯發汗汗雖出而喘

仍不除其汗出而喘也雖無大熱之在表亦無大

熱之在裏則知喘屬麻黃湯之本證而汗乃肺金

下在用桂枝
後是從更字
上看出

為辛熱所傷逼蒸成汗非風傷衛之自汗也其脈

必浮數可知不可更行桂枝湯仍可與麻黃湯以

解表去桂枝之熱而加石羔之涼此亦脈浮數者

可發汗之一徵也

下後不可更行桂枝湯若汗出而喘無大熱者可與

麻黃杏仁甘草石膏湯

不特此也前證不唯服桂枝湯發汗而發汗後且

下之矣下後汗出而喘仍不除亦從前服桂枝辛

熱之氣鬱而未發今因下後熱氣方外浮耳證既

辯太陽 三 武好堂

傷寒論後條辨〇卷五

同前治亦同前此又脉浮數者可發汗之一徵也〇

就脉浮數者之發汗例觀之則病在表而脉浮攻之自此而

用小青龍及各半湯以發汗〇又可頻推矣自此而

宜之中仍有加減可見桂枝麻黃雖風寒對待之

上遡之麻黃湯之主傷寒也〇所禁多於所宜而所

方〇而桂枝主實表表實則衛陽固而營陰亦和麻

黃主發表表虛則營陰洩而衛陽益疎所以主桂

枝之意唯恐其失之不及主麻黃之意唯恐其失

之太過哀益之間務令固護多於宣洩此仲景之

六百二

大吉也。○再按此二條以喘字爲主者喘雖寒傷，

營之本病然亦有衛分之喘，有陽明之喘，故有桂

枝發汗及下之之誤汗下復汗出則併失去寒傷

營之面目矣。惑人處在此仲景正於發汗後及下

後處訶其訛可見治病不必手快只要眼明

中風發熱六七日不解而煩有表裏證渴欲飲水水

入則吐者名曰水逆五苓散主之多服煖水汗出愈

夫桂枝之於中風曰解肌麻黃之於傷寒曰發汗

太陽病主此皆爲表邪而設雖衛與營有淺深之

云六七日知
膀胱之不化
已久而邪水
必畜煩渴而
吐皆因水格
特以五苓散
散而布之諸
邪不治自治

卷五

分而總之屬淺一層不知淺之與深在解肌發汗

外尚更有辯而治之更有其法否乎曰太陽一經

有標有本何謂標太陽是也何謂本膀胱是也中

風發熱標受邪也六七日不解而煩標邪轉入膀

胱矣是謂犯本犯本者熱入膀胱其人必渴必小

便不利是為太陽經之裏證有表復有裏宜可消

水矣乃渴欲飲水水入則吐者緣邪熱入裏未深

膀胱內水邪方盛以故外格而不入也名曰水逆

水逆則以導水為主而導水中須兼散表和胃二

二百七十

義五苓散能通調水道，培助土氣，其中復有桂枝，以宣通衛陽，停水散，表裏和則火熱自化而津液得全，煩與渴不必治而自治矣。然猶多服暖水，令汗出者，上下分消其水濕也。是則五苓散與桂枝麻黃二湯，雖同為太陽經之藥，一則解肌發汗而治表○一則利小便滲熱而治裏，標與本所主各有別矣。○

太陽病發汗後，大汗出，胃中乾燥，煩不得眠，欲得飲水者，少少與飲之，令胃氣和則愈。若脉浮，小便不利，

【辟太陽】

三三

武好堂

胃中乾燥已
是轉屬陽明
證見之太陽
者特為五苓
散作配證也
欲得水而
是膈熱熏蒸
未盡下歸于
胃故可少少
與之蓋內水
已涸不妨資

熱微消渴者五苓散主之

五苓散為膀胱經之裏藥誠得其說矣顧同一膀

胱經之裏證而見渴也何以水入則拒何以水入

則愈又何以水入則消其間必有辯焉是則熱在

中上二集與熱在下集之不同耳熱在中上二集

者胃中乾燥是也其人不必小便不利熱在下集

者熱入膀胱是也其人小便必不利如太陽病初

未嘗渴欲飲水也以發汗後大汗出津液越出胃

中自爾乾燥故但煩不得眠而小便自利欲飲水

發外來救之.
法在祛其海
蒸若有水
而渴者只須
治水水行渴
止即有生津
之功是則五
苓散之專職
也

正問渴用白
虎湯宜也其
用五苓散走
津液何哉白
虎之治渴爲
燥氣設也胃
火藥肺之故
立苓之治永
爲溫氣設也

者少少與之以潤胃燥使胃氣和則愈不可更用

五苓散重去其津液也若熱在下集自爾小便不

利顧其間又有不同膀胱爲津液之府熱入而蓄

邪水致小便不利者是則水氣挾熱而上升必至

格水如前條渴欲飲水水入則吐者是也此證用

五苓散者取其開結利水也使水泉不致留結而

邪熱從小便出矣故渴止而病愈若脉浮小便不

利熱微消渴者是則熱入膀胱而燥其津液乃成

消渴謂水入即消渴不爲止膀胱無邪水之蓄可

辯太陽

式好堂

陽水侮心之
故尼水津不
能四布者心
火必不肯下
行也別在戶
雖乾而舌不
燥。

傷寒論後條辨 卷五

知此證用五苓散者取其化氣同津也○使膀胱之

氣騰化而津液得生○故渴亦止而病愈○篇中脉浮而

字對本條發汗後看彼以大汗出○知表證巳罷而

轉胃則脉不浮可知○故與水則愈○此以未經發汗

而脉浮病仍在太陽○故用五苓散○微熱字對上條

發熱字看彼以發熱在表○則知裏熱未深○故邪液

畜而拒水○此曰熱微則表熱犯本巳深○故熱邪結

而耗液○須細細理會方知二條中其有三證不唯

與水與五苓主治行別○而前五苓與後五苓主治

發汗已液雖
涸而水氣不
消水氣不消
已耗之液終
難復五苓散
隆而能升山
浮遏氣之謂
血其所以過
之者土有功
寫不專在滲
導也

亦暑有別

發汗已脉浮數煩渴者五苓散主之

知五苓散為太陽犯本而設則不特風傷衛風
而寒傷營亦主之矣以風脉只浮寒脉浮數風尚
熱微而渴寒則熱煩而渴所以然者膈虛熱入液
渴增煩也脉微證裏知非陽明之裏而乃是膀胱
之裏津液不輸故表不解亦五苓散主之只從
標本分淺深而營與衛之淺深不必分矣此條無
小便不利證而主五苓散者亦取其化氣回津從

傷寒論後條辨　辨太陽

式好堂

心爲火而惡
水水既内侵
心不自安則
爲悸裡急者
溺孔上受煎
胱膀胱挽是
孟而不下輸

百二
九

膀胱裏分出其熱勢也

太陽病小便利者以飲水多必心下悸小便少者必
苦裏急也

知犯本亦有寒熱之分則太陽入裏雖有與水利
小便之二法豈二法有其所宜獨無所禁乎以水
言之太陽病小便利而欲得水此渴熱在上中二
隻雖可與水少少與之和其胃而止若飲水過多
則水停心下乘及心火畏水乘必心下悸若小
便少而欲得水者此渴熱在下隻屬五苓散證強

而與之縱不格拒而水積不行必裏作急滿也學

者欲得水之所宜必明水之所禁而後勿誤於水

法也

發汗後飲水多者必喘以水灌之亦喘

不特此也發汗後陽氣微而津液少其人必渴必

燥渴或飲水多燥或以水灌皆令作喘肺虛不能

通調水道水寒上逆使然也

病在陽應以汗解之反以冷水噀之若灌之其熱被

却不得去彌更益煩肉上粟起意欲飲水反不渴者

傷寒論後條辨 辯太陽 三六 式好堂

服文蛤散若不差者與五苓散寒實結胸無熱證與

三物小陷胸湯白散亦可服

且夫水之所禁不特內治不可誤即外治亦不可

誤一誤而救之之法遂爾多端病在陽為邪在表

也法當汗出而解反以冷水㽞之若灌之寒束其

外熱被却而不得去㽞不行陽無出路故彌更

益煩水寒之氣客於皮膚侵及皮膚之陽故肉上

粟起熱却而煩復為水氣所格故意欲飲水反不

得飲凡人身水氣方賴陽氣布之何至身之陽氣

無所苦也

不更衣十日

不比火府之

樓即成危道

不消陽無所

陰氣陰道從

厄緣夫水為

數條備及水

二
百三

反被水氣鬱之宣陽逐水是宜亟亟矣文蛤散行

水五苓散兩解猶僅散之於無形若水寒不散結

實在胸則心陽被據自非細故小陷胸之逐水而

攻裏白散之下寒而破結皆不得已之兵矣諸所

誤飲而不知所禁乎

主治皆為水設水之不可誤嚏與灌且如此況可

大下之後復發汗小便不利者亡津液故也勿治之

得小便利必自愈

以利小便言之大下之後復發汗津液之存於膀

傷寒論後辨之条辛　辨太陽　上七　武妸堂

得小便利得
字宜着眼。

卷五

胱者有幾此而小便不利非熱結膀胱者比以亡

津液故也夫膀胱為津液之府府已告匱只宜添

入豈容減出雖具五苓散證勿以五苓散治之唯

充其津液得小便利而雜病皆愈學者欲得利小

便之所宜必明利小便之所禁而後勿誤於利小

便也巳

百二
三

太陽病不解熱結膀胱其人如狂血自下下者愈其

外不解者尚未可攻當先解外外解巳但小腹急結

者乃可攻之宜桃核承氣湯。

夫五苓散之利小便為太陽犯本而設也，不知太

陽犯本之證，合五苓散尚更有其法焉否乎，曰太

陽犯本又有氣分血分之不同何謂氣分犯膀胱主

陽犯本之證合血分膀胱為多血之經下連血海

津液是也，何謂血分膀胱為多血之經，下連血海

是也，如太陽病不解熱必隨經入裏搏於下而不

化，是為熱結膀胱，其人不能寧靜，必如狂如而

小便不利者是氣分受邪，水得熱沸而上侮心火，

使然如狂而小便自利者是血分受邪，熱逼膀胱

津液被耗，心火莫制，使然倘血已自下，則熱隨血

此條不及小
便者以有血
便也。自下三字也，
跌小腹急結
處包有小便
自利句。

出必自愈邪火得泄故也○夫愈因於血下在人未
身亦為攻血計不復顧及於表不知有表則熱邪
未盡傳經入裏攻之早而營傷熱陷變生莫測故
解表攻裏復有次第○但小腹急結此則血已歸併
下焦一處盡屬有形此時行逐瘀軟堅之法方不
犯及上中二焦氣分耳○至於桃核承氣湯中仍兼
桂枝者以太陽隨經之熱原從表分傳入非桂枝
不解耳是則桃核承氣湯與五苓散雖同為太陽
犯本之藥而一從前利一從後攻氣分與血分主

治各不同矣

太陽病六七日表證仍在脉微而沉反不結胸其人

發狂者以熱在下焦少腹當鞕滿小便自利者下血

乃愈所以然者以太陽隨經瘀熱在裏故也抵當湯

主之

桃核承氣之下血知爲熱結膀胱設矣不知熱結

膀胱亦有淺深之不同否乎日此不當憑其外證

而唯取脉之浮沉狂之微甚以驗之如太陽病六

七日爲時旣久邪氣自入傳裏縱表證仍在而脉

玉肯堂曰凡

仲景稱太陽

病脉沉者皆

謂發熱惡寒

頭項强痛而

脉反沉也

傷寒論後條辨 稱太陽 兂 式好堂

微沉者結胸
脈也脈沉而
不結胸知邪
已入深而直
結於下焦血
分矣血分屬
陰令陰不勝
其陽故鞭腸
氣之微甚而
有如狂與鞭
住
此等處之沉
脈皆是表病
見裡脈不是
一陽病見陰脈

傷寒論後條辨　卷五

微而沉是徒有表證而已無表脈况反不結胸邪

不復在於上焦可知其人發狂此前條如狂證較

甚則熱在下焦而爲蓄血證無疑何以驗之少腹

當鞭滿而小便自利也少腹爲膀胱所注之地少

腹鞭滿故知其熱在下焦也小便自利故知其熱

不結於下焦之氣分而結於下焦之血分也熱結

於氣分則爲澁溺熱結於血分則爲蓄血血既蓄

而不行自非大下其血不愈所以然者以太陽之

邪在經時當汗失汗否則不當利小便而誤利因

隨經而瘀熱在
裡謂太陽表
祗隨本經而
後及陰絡也

五百三

隨經而瘀熱在裏故也熱瘀則血瘀故雖表證仍

在非桂枝所能散矣況發狂少腹鞕滿

深於急結更非桃核承氣所能攻矣直用抵當湯

斬關峻入破其堅壘斯血去而邪不留并無藉桂

枝分解之力耳是緣熱結膀胱與瘀熱在裏邪有

淺深故桃核承氣與抵當攻有緩峻壁壘并然不

令紊也

太陽病身黃脈沉結少腹鞕小便不利者為無血也

小便自利其人如狂者血證諦也抵當湯主之

卷太陽 三十 式好堂

黄者土色小
便不利者土
湿小便自利
者土燥

血也
来絶者有瘀
經曰脈直前
緩時一止也
沉結者脈來

夫抵當誠非輕劑而投之豈可妄投務於證之中
更辯其證方得諦之之法如太陽病至於蓄血其
身必黄裏熱固諦於色矣脈沉而結裏熱且諦於
脈矣小腹輕滿裏熱更諦於證矣諦於小便之不利
血證而用抵當乎未也須於小便不利
前三者雖其只爲畜溺而發黄屬茵陳五苓散證
毋論抵當不中與卽桃核承氣不中與也若前三
者既其而小便自利其人如狂是血證諦而又諦
何論桃核承氣直須以抵當湯主之而無孤疑矣

者熱字與前
條熱往下焦
字牟士平素
言此太陽隨
經入裡之根
因

傷寒有熱少腹滿應小便不利今反利者為有血也

當下之不可餘藥宜抵當丸

至若寒傷營室其人營室素有其熱則本之犯也
不必隨經而始見少腹滿灸夫滿因熱入氣外而
畜及津液者應小便不利今反利者則知所畜非
津液也而血也血當下血但有熱之血較隨經而
入所畜者更為凝滯隨經之血熱氣所過而遺也
有熱之血熱氣先聚而結也故雖上條之桃核承
氣湯抵當湯皆屬餘藥不可與也宜從抵當湯變

辯太陽病 三 武好堂

易為充斥而連漿服之使之直達血所化而始下
舊蓄蕩盡新瘀乃除根耳總數條觀之血證固宜
攻矣初則曰外不解者尚未可攻縱則曰小便不
利者為無血也終則曰不可餘藥誠恐攻不如法
而營室一柝其血永傷是以未出所宜先示所禁
學者於宜禁之間調停得法而後或用桃核承氣
湯或用抵當湯或用抵當丸斯無誤於下之之法
也已

病如桂枝證頭不痛項不強寸脉微浮心中痞鞕氣

一二條辨證揣
不脫小便字
是敎人詳愼
從其顯然者
易察也

氣上衝咽喉
者從胸至咽
也不得息者
呼吸不能布
氣故喘而知
氣也胸有所

上衝咽喉不得息,此為胸有寒也,當吐之,宜瓜蒂散

諸亡血家不可與

外此則不可不明乎吐法矣病如桂枝證則是發
熱惡寒自汗出與太陽中風無異也而頭不痛項
不強則實與太陽中風證無與脈浮又似太陽中
風矣而只寸脈微浮則又而與太陽中風脈無與其
人胸中痞鞕不因誤下而成其非表邪昭人可知
氣上衝咽喉不得息不在中下二焦其非裏邪
結聚可知非表非裏明屬邪氣蘊畜於膈間此為

宗太陽一

式好堂

兩寒故也

胸有寒也雖胸虛至高尚屬太陽之分然而邪不
在肌解肌之法無所用也法當吐之緣痞鞕一證
因吐下者爲虛不因吐下者爲實實邪填塞心胸
中下二焦爲之阻絕自不得不從上焦爲出路所
謂在上者因而越之是也宜瓜蒂之苦佐以小豆
之酸使邪從上徹而痞自消氣自下諸如桂枝之
證不治而自治矣若諸亡血家津液上竭膈氣已
虛雖有前證不堪再吐審此而用吐法此則吐其
所宜吐者矣

太陽病當惡寒發熱今自汗出不惡寒發熱關上脈
細數者以醫吐之過也一二日吐之者腹中飢口不
能食三四日吐之者不喜糜粥欲食冷食朝食暮吐
以醫吐之所致此爲小逆

夫吐法之得所宜以寒邪在胸而不在太陽之表

故吐之不爲誤吐也若果屬太陽病自當惡寒發

熱自當脈浮有是病自有此證與脈爲印合也今

自汗出不惡寒發熱明似陽明之證矣而關上脈

細數乃成陽虛津液少之象又非陽明之脈證脈

吐之不當則
周身之氣皆
逆而五藏頹
覆下空上遡
氣不能嵥故
有如此景象

傷寒論後條辨　卷五

不應皆由醫吐之過表邪不外越而上越故自汗

出不惡寒發熱也裏氣微虛不能安及胃陽故細

數見於關上關以候中集中集傷故見此也病一

二日邪氣尚淺吐之者胃不盡傷膈氣早逆也故

腹中飢口不能食三四日邪入漸深吐之者胃氣

太傷陽浮在膈也故不喜糜粥欲食冷食朝食暮

吐緣陽明之氣下行為順上行為逆以醫吐之所

致則非脾胃本來之病此為小逆勿勞妄作關格

治療使小逆竟成大逆也可見吐有所宜即有所

三百
九

禁學者欲得其所宜必明其所禁斯吐之不為誤
吐也已

病發熱頭痛脉反沉若不差身體疼痛當溫其裏宜
四逆湯

外此不可不明乎溫法矣病發熱頭痛太陽表證
也脉反沉陰經裏脉也陽病見陰脉由其人裏氣
素虛素寒邪雖外侵正難內禦切不可妄從表治
須靜以候其自差若不差而更加身體疼痛知寒
從內轉此時不溫其裏六七日傳之少陰經時必

經曰內有陰
陽外有陰陽
蓋表有陰而
裏有陽也此
條乃太陽中
之少陰麻黃
附子細辛條
乃少陰中之

太陽究竟二

證皆是發于
陽而病在陰
故皆陽病見

陰脉。

十

百四

成厥逆亡陽之變温之無及矣故舍脉從證用四

逆湯救裏不當因發熱頭痛遲疑瞻顧也此雖病

在太陽無可温之理而温其所當温不爲誤温也。

太陽病以火熏之不得汗其人必燥。到經不解必清

血。名爲火邪。

温其所當温雖四逆可用於太陽若不明其所禁

而妄行温法則火逆燒針其變有不可勝言者如

太陽病以火熏之取汗矣竟不能得汗液之素少

可知蓋陽不得陰則無從化汗也陰虛被火熱無

寧經者直經
入裡也

從出故其人必躁擾不寧到經者火邪內攻由淺

及深循行一周經既盡矣若不解則熱邪且陷入

血室矣必當圖血緣陽邪不從汗解因火襲入陰

絡故逼血下行名為火邪荷火邪不盡圖血必不

止故申其名示人以治火邪而不治其血也

一百四

脉浮熱甚反炙之此為實實以虛治因火而動故咽

燥吐血

火犯血室不止逼血下行為圖血已也且有逼血

上行而為吐血者尤可畏也如脉浮熱甚無炙之

二百四

傷寒論後條辨　卷五

理而反灸之由其人虛實不辯故也。表實有熱誤

認虛寒而用灸法熱無從泄因火而動自然內攻。

邪束於外火攻於內肺金被傷故咽燥而吐血。

微數之脈愼不可灸因火為邪則為煩逆追虛逐實

血散脈中火氣雖微內攻有力焦骨傷筋血難復也。

脈浮熱甚不可灸者以營分受邪束血為實故也。

若血少陰虛之人脈見微數尤不可灸虛邪因火

內入上攻則為煩為逆陰本虛也而更加火則為

追虛熱本實也而更加火則為逐實夫行於脈中

緊也。
是陰絡受煎
迫之逐之恐而
虛其實處不
到。視其人之
火勢無處不
或血散脉中
圍血或吐血
同一火逆。或

三　四

者營血也。血少被追。脉中無復血聚矣。艾火雖微
孤行無禦。內攻有力矣。無血可過爇。爇乃在筋骨
蓋氣主呴之。血主濡之。筋骨失其所濡。而火所到
處。其骨必焦。其筋必損。蓋內傷真陰者。未有不流
散於經脉者也。雖復滋營養血。終難復舊。此則枯
稿之形立見。縱善調護。亦終身爲殘廢之人而已。
可不慎歟。

脉浮宜以汗解。用火灸之。邪無從出。因火而盛。病從
腰以下必重而痺。名火逆也。

辯太陽病

三六

式好堂

瘧證屬陰濕
者居多虛者
陰氣盛于下
休由火炙而
邪汗無從出
之故因以火
逆三字推原
之

前二條雖有血實血虛之異然挾熱則均故為不
可炙也不知無熱之邪尤不可炙脈浮在表不必

挾熱也汗解為宜矣用火炙之不能得汗則邪無
出路因火而盛雖不必隻骨傷筋而火阻其邪陰

氣漸竭下隻乃營血所治營氣竭而莫運必重著
而為痺名曰火逆則欲治其痺者宜先治其火矣

太陽傷寒者加溫針必驚也
炙之不可或誤如此針家可推矣如太陽傷寒者
寒傷其營血也寒傷營血當汗不汗反加溫針以

四
土皆堂曰心
屬火火先入
心心主血而
壞神自如水

神知魚兩陽
俱重燒水熱
湯滅則魚鱉
而犀不能安
矣。

百四
五

攻其寒就知針用火溫營血得之反增其熱營氣
逼於心引熱邪以內逼神明必至損營血而驚動
及乎心矣夫心爲神明之主今既受驚非細故也

燒針令其汗針處被寒核起而赤者必發奔豚氣從
少腹上衝心者先灸核上各一壯與桂枝加桂湯更
加桂。

心一受驚勢必引動藏氣而乘所不勝爲害遂速
如前證以燒針取汗損及心血而驚動心氣矣熱
雖逼心寒仍外束針處被寒結而不散則核起而

辨太陽

毛

武妍堂

汗者心之液

痃蘊起於下

焦而心虛實

有以來之。

卷五

赤矣。由是以寒召寒。遂從類聚。若腎者寒水之藏

也。發為奔豚所必然矣。夫心被燒針已驚而虛腎

邪一動勢必自小腹上逆而衝之。水來尅火。是為

賊邪。與前火熏艾灸之主於治火者不同矣。專以

伐北方之腎邪。為主。伐腎無如桂。用桂三倍加入

桂枝湯內外解風邪內洩陰氣也。此證救之不專

不力。則心被腎凌。亡陽之變。告在頃刻害可勝言

哉。以上諸條皆其不當溫而溫也。火艾燒針如此

四逆等湯可鑒矣。學者欲得溫之所宜。必明溫之

六百四

辯太陽

式好堂

三八

太陽病。先下之而不愈。因復發汗以此表裏俱虛。其

人因致冒。冒家汗出則自愈。所以然者汗出表和故

也。得裏未和然後下之。

外此則不可不明乎下法矣。雖病在太陽無可下

之理。而或經誤治有不得不下而又不能先下者。

必審表裏而得之。如太陽病先下之。而不愈陰液

先亡矣。因復發汗營從衛泄陽津亦耗以此表裏

兩虛雖無邪氣擾亂而虛陽戴上。無津液之升以

所禁斯溫之不爲誤溫也

其人因致冒

者陽氣不到

也汗者陽氣

之所釀汗由

知陽氣復於

表故愈狀陽

主表不主裏

其主裏也必

由淺入深須

從卯表中和
得裡未和方
足反裡虛為
裡實時候得
字宜玩蓋運
久之醫裡未
和若大便由
溏而燥由燥
而鞕移使下
證巳其得其
實而和之方
可丟手和表
藝桂枝加附
子湯武大棗
中湯類也汗
出亦是得汗
汗也
七

和之所以怫鬱而致冒冒者清陽不徹昏蔽及頭

目也必得汗出津液到而怫鬱始去所以然者汗

出表和故也則非用發表之劑而和表之劑可知

得裏未和者陽氣雖返於內陰氣尚未滋而復也

故從前妄下以亡津液者至此不得不斟酌下之

以助津液矣觀條中所以然者及然後字知此際

之汗之下皆不得巳而强為汗下法也此之謂和

和者和正氣也

太陽病未解脈陰陽俱停必先振慄汗出而解但陽

脉微者先汗出而解但陰脉微者下之而解若欲下
之宜調胃承氣湯

夫汗下之法宜審表裏如前條是也顧在證爲表
裏者在脉即屬陰陽凡病邪久而未解不過是入

陽入陰之兩途稍有偏勝互見於脉矣如太陽病
不解脉陰陽俱停而不見者是陰極而陽欲復

也三部戢然無偏勝解之兆也然必先振慄汗出而
解者鬱極而欲復邪正必交爭而陰陽乃退耳若

見○停止之脉而仍不解者必陰陽有偏勝處也但

陰陽俱停者
伏極欲伸也
陽微陰微
結處露倪也
三者皆因陽
邪汗與下
遠從奪也
大都陽氣因
鬱極輒見此
等脉

卷五

於三部停止中而陽脉微見者即於陽微處知陽
部之邪實盛故此處欲停之而不能停也先汗出
以解其表邪則愈於三部停止中而陰脉微見者
即於陰微處知其陰部之邪實盛故此處欲停之
而不能停也下之以解其裏邪則愈若欲下之宜
調胃承氣湯益正虛邪實理自環生汗下得宜不
特去邪氣以之而和正氣亦以之以上二條此其
例也○振慄汗解單指脉停者言下邊兩解不必
有戰汗證

太陽中風下利嘔逆表解者乃可攻之其人埶埶汗

出發作有時頭痛心下痞鞕滿引脇下痛乾嘔短氣

汗出不惡寒者此表解裏未和也十棗湯主之

邪在太陽調法即在下法中況以太陽之裏較陽

明之裏更在高分者攻法并非調胃承氣所宜子

尼下利嘔逆有表者屬寒屬虛不可攻無表者屬

飲屬實宜可攻然太陽中風有此明屬表陽不宣

鬱佳裏水而成故必表解盡成裏證乃可攻埶埶

汗出水氣外蒸也發作有時邪已成實也縱有頭

水飲內停而
蝨鼓之所中
氣乎張故有
下利嘔逆證
似乎霍亂者
徒是水而無

辯太陽　四十　式好堂

風必不見此
故攻裡必先
解表
此虛之痞不
湛藍於水結
胸無形之水
不復流動已
經既水未成
形哭水未成
結痞固爲有
且引脇下痛
此其不用陷
胸用十棗者
從胸與脇分
也
杜米口裡末
和者羞痰與
一
飲亦霍于中

傷寒證後條辨 卷五

痛之證似表而心下痞鞕滿引脇下痛乾嘔短氣
則皆水邪壅閼氣不流通使然所可感者頭痛外
唯身汗一證若汗出不惡寒者則只從不惡寒處
者則爲有表若裏未判不知不難辨也汗出惡寒
認證此表巳解乾范而裏氣爲飲邪搏結不和雖頭
痛亦屬裏邪上攻非關表也此時不議下則水癖
與痰隔之證幾幾乎成矣顧下之一法多爲胃實
而設今邪在胸脇較之於胃高下不同況胃實者
邪熱燥乾津液腸胃中責其無水今則邪液結聚

焦故頭偏乾
嘔短氣汗出
是痰膈也非
十棗不治但
此湯不宜輕
用恐損人于
俊忽切慎之

九
百四

腸胱間責其多水故蕩滌腸胃之藥俱無所用唯

取芫花之辛苦遂大戟之苦從高分下之使溝渠

涇隧無處不達而復用大棗十枚以補土氣以殺

毒勢則破結仍是和中不令其有傷於胃耳此雖

病在太陽無可下之理而此數條皆下其所當下

不為誤下也

太陽病發汗汗出不解其人仍發熱心下悸頭眩身

瞤動振振欲擗地者真武湯主之

可見病在太陽治之得法毋論解肌發汗為得其

幕太陽

式好堂

人身以陽氣
為主而真陽
寔根柢於下
焦下焦之陽
虛而震動周
身俱失其主
持矣
大都陽神已
經斂戢未有
不守定真氣
而能建功者
故陽氣上升
者必從下鎮
此條是也陽
氣外溢者必
從內斂下條
是也

所主若與水若利小便若下血若吐若溫若下無○

不合宜者若不得其所宜而犯其所禁則救誤之○

法多端除與水利小便及下血若吐若溫外已經○

示法而在誤汗誤下二條尤不可不觀其脈證知○

犯何逆以法治之也即以汗論太陽病不解肌而○

發汗或腎中真陽素虛者不唯汗出不解而陽浮○

在外失其所依則其人仍發熱煩動腎氣以凌其○

心心陽不安則悸陽虛於上則頭眩經脈失其所○

養而周身總無陽氣主持則身瞤動而振振欲擗○

百五十

太陽病發汗遂漏不止其人惡風小便難四肢微急

難以屈伸者桂枝加附子湯主之

又如太陽病當解肌不解肌而發汗或衛陽平素

不足者一旦徹去護衛營無從守遂漏不止腠理

旣開風無所禦其人惡風小便者得陽氣之施化

而津液乃滲也今衛氣外脫陽氣不復施化於膀

地此皆陰邪從下凌上亡陽動經乃有此象上敗

水奔火氣莫主故用真武湯溫中鎮水回陽消翳

以為救法耳

誤汗亡陽寔
是奪液之故
燥液無如附
子仲景偏生
用之蓋陽亡
便苿陰襲陰
不破陽必難
而且附子走

傷寒論後條辨　卷太陽　式好堂

而不守，桂枝
加此便能壯

陽氣旦走于
表而建緩功。
故凡藥有附
子能爲人祉
壯氣而社格
濕邊風強筋
中氣而社走
拒者皆此走也。

七之一字也。

一百五

嗟汗後惡風
〔者〕衞氣走也。

嗟汗後惡寒
者營中寒也。

傷寒論後條辨　卷五

光，小便乃難，四肢者諸陽之本陽隨津液外泄則

柔不能養筋，四肢乃微急難以屈伸，此皆津液從

中走外陽氣內虛乃有此象衞氣徹護陽不能返

故用桂枝加附子湯固表斂液益氣扶陽以爲救

法耳。

發汗病不解反惡寒者虛故也，芍藥甘草附子湯主
之。

況傷寒發汗一法原爲去寒而設若病不解較前

反惡寒者非復表邪可知緣陽外泄而裏遂虛故

故前方用桂
枝此方去桂
枝．

主之以芍藥苷草附子湯芍藥得桂枝則走表得
附子則走裏苷草和中從陰分斂戢其陽陽回而
虛者不虛矣

二百五

發汗後身疼痛脉沉遲者桂枝加芍藥生薑各一兩
人參三兩新加湯主之．

且汗後虛實之辨不但證有異而脉更有異者如
身疼痛脉沉遲全屬陰經寒證之象然而得之太
陽病發汗後并屬陰寒乃由內陽外越營陰遂虛
經曰其脉沉者營氣微也又曰遲者營中寒營主

張兼善曰寒
邪盛則身疼．
營血虛則身
亦疼其脉浮

傷寒命後條辨　　辨太陽　　四三　　　武好堂

緊者邪盛也

其脈沉微者
血虛也

血無氣領章
得歸經血
歸經不能生
養此加人參
而倍姜芍之
故

傷寒論後條辨　卷五

血血少則隧道窒澁衛氣不流遍故身疼痛於桂
枝湯中倍芍藥生薑養營血而從陰分宣陽加人
參三兩托裏虛而從陽分長陰曰新加湯者明沉
遲之脈非本來之沉遲乃汗後新得之沉遲故治
法亦新加人參而倍薑芍耳前條曰虛反用附子
而不用人參以有惡寒證故但令陽回而虛自補
恐人參之戀陰故去之此條脈沉遲反用人參而
不用附子以有身疼痛證故但令虛益而陽自回
恐附子之燥血故去之

汗為心液汗
去心虛而失
所絵則為悸
責在胸中陽
氣不足也

發汗過多其人乂手自冒心心下悸欲得按者桂枝
甘草湯主之

汗者心之液○不唯妄汗不可即當汗而失其分數
亦不可乂手自冒心者陽虛而心悸然不能自
守按則定不按則不定也心下悸推原乂手自冒
心之故心悸有心氣虛有水氣乘然必先因
心虛故心下一悸輒惕然自恐腎氣之上凌欲得
按以禦之也桂枝能護衛陽氣甘草性緩戀膈主
此者欲其載還上集之陽使廻旋於心分耳

傷寒論後條辨　辯太陽　器　式好堂

候氣記徐仲苏 卷五

西
白五

未持脉時病人义手自冒心師因教試令欬而不欬

者。此必兩耳聾無聞也所以然者以重發汗虛故如

此。

夫义手自冒心特陽虛之外候也欲從外以測内

亦測之於未持脉時耳令欬以試之則陽虛之内

候并得之於耳聾矣所以然者諸陽雖受氣於胸

中而精氣則上通於耳今以重發汗而虛其陽陽

氣所不到之處精氣亦不復注而通之故聾以此

驗义手自冒心之為悸而其悸為心虛之悸蓋水

耳聾屬内氣

暴薄者多故

以虛字別之

五五

乘之悸也所以用桂枝甘草湯載還上焦之陽者
并欲衛住上焦之精氣不令走散耳況正氣虛之
耳聾與少陽邪盛之耳聾不同又可於又手自冒
心之證互驗也

發汗後其人臍下悸者欲作奔豚茯苓桂枝甘草大
棗湯主之。

夫汗後心悸由虛其心中之陽故也心陽既虛腎
氣遂欲上凌而尅之不可不防其漸若發汗後其
人臍下一悸便知腎氣發動水邪已不安於其位

弇太陽　　　盩　　武好堂

傷寒論後條辨　卷五

欲逆衝而作奔豚須於欲作未作時急主之以茯

苓桂枝甘草大棗湯○益我心氣伐彼腎邪安中補

土水不得肆而汗後之陽虛可漸復矣

發汗後腹脹滿者厚朴生薑甘草半夏人參湯主之○

奔豚之證由發汗後陽虛於上迭令陰盛於下不○

知發汗後陽虛於外并令陰盛於中津液爲陰氣

搏結腹中無陽以化氣迭壅爲脹滿主之以厚朴

生薑甘草半夏人參湯者益胃和脾培其陽散滯○

滌飲遣去陰緣病已在中安中爲主胃陽得安外○

六

百五

人身之陽氣

實則虛虛則

實胃爲津液

之主發汗於

陽則胃氣虛

而不能敷行

諸氣故壅滯

而爲脹滿是

當實其所虛

自能虛其所

實矣〇虛氣盪溢之聴潚〇
較實首百五〇
自不坚七〇
篇

陰盛而上走于陽明陽明絡屬心故上走心爲噫

傷寒汗出解之後胃中不和心下痞鞕乾噫食臭脇
下有水氣腹中雷鳴下利者生薑瀉心湯主之
病在中者急安中以中氣爲胃陽所主關係最重
不知照料表病以汗出而得解者胃中以汗出而
欠和矣緣胃陽爲水穀中津液所化氣津液因從
前發汗而外亡則胃陽失治邪陰乘於今反乘陽虛
而結聚其人乃心下痞鞕陰氣不能上升而逆於
心下則爲邪陰陽氣不能下降而留於心上則爲
衛不固而自固桂枝不復用也

傷寒論後條辨　辨太陽　罜夭　式好堂

陽氣內陷能
作痞責在下
胃氣不和亦
作痞責在汗
緣脾不能行
氣於四藏則
水從旁瀆火
氣不下交也

卷五

邪陽兩邪相阻則必相戀所以濕熱相生氣飲結
滯無所不至推其原實中焦胃氣不和不能宣器
使然乾噫食臭者胃虛不能殺穀也脇下有水氣
腹中雷鳴下利者胃虛不能制水水氣上逆而且
清濁不分也可見痞結由於胃虛汗解後且能致
此所當於未解時預顧慮及胃氣則汗非誤汗推
之下亦非誤下矣生薑瀉心湯主之以胃虛邪結
陰陽之氣不上下行兩相留戀於胃脘之界是為
不交之否唯和其胃氣瀉去陽分之邪使陰邪無

所戀不下而自下邪陽散而眞陽始降邪陰降而

眞陰始升轉否成泰者以此推之濕熱等證皆宜

用此法益陽得陰則滯於陰陰得陽則附於陽破

其滯而附者亦宜宣是瀉心之義也

汗多亡陽夫人知之矣然人身之陽部分各有所

主有衛列之陽爲周身營衛之主此陽虛遂有汗

漏不止惡寒身疼痛之證有腎中之陽爲下集眞

元之主此陽虛遂有發熱眩悸身瞤動欲擗地之

證有膻中之陽爲上集心氣之主此陽虛遂有义

卷五

于目心耳聾及奔豚之證有胃中之陽為中焦水
穀化生之主此陽虛遂有腹脹滿胃中不和而成
心下痞之證雖皆從發汗後所得在救誤者須觀
其脈證知犯何逆以法治之不得以汗多亡陽一
語混同漫及之也

太陽病下之後其氣上衝者可與桂枝湯用前法若
不上衝者不可與之

又以下論病在太陽表邪未去因下後其氣從下
上衝是裏之陰邪不受攻腸間因下反成滯澁氣

不下行因逆上而欲凌乎陽也陽巳受陷則陰附

於陽而成心下痞今氣雖上衝而痞證不見知表

陽自虛而未陷裏陰雖下而未虛仍外從本治而

只內折其衝勢兩邪俱伏矣以桂枝湯加入前誤

下藥內是其法也較之瀉心湯彼則陽巳陷而上

下互格故從上下分消之此陽未陷而表裏互拒

故從表裏分推之上下分消者法之常表裏分推

者法之變故上衝外不可妄與

太陽病外證未除而數下之遂協熱而利利下不止

傷寒論後條辨

辨太陽

四八

式好堂

心下痞鞕，表裏不解者桂枝人參湯主之。

太陽病外證未除而數下之，表熱不去，而裏虛作利，是曰協熱利下不止，心下痞鞕者裏氣虛而上来，心下也表裏不解者陽因痞而彼格於外也桂枝行陽於外以解表理中助陽於內以止利陰陽兩治總是補正令邪自却緣此痞無客氣上逆動膈之陽邪輒防陽欲入陰故不但瀉心中芩連不可用，并桂枝中芍藥不可用也。○協熱而利向来俱作陽邪陷入下隻果爾安得用理中耶利有寒

熱三證但表熱不罷者皆為協熱利也

傷寒服湯藥下利不止心下痞鞕服瀉心湯已復以

他藥下之利不止醫以理中與之利益甚理中者理

中隻此利在下隻赤石脂禹餘粮湯主之復利不止

者當利其小便

前條兩解表裏之法以其補之於早故虛回而痞

與利皆治此等證不如此治反服瀉心湯及他藥

下之又下表熱雖除裏虛益甚醫者於此始取前

方去桂枝單用理中自以為亡羊補牢矣而利益

傷寒論後條辨　　辨太陽　昆　　式好堂

故專責下焦

云利不止瘡頓已消可知

傷寒論後條辨　卷五

甚者何也緣證有初得續得之不同則法亦有初
治末治之不一利有中隻有下隻其始也以下而
利以利而瘡中隻虛寒故可用理中其既也因瘡
再下因下益利則中隻虛寒更移為下隻之滑脫
矣下脫上結理中反成堵截上下二隻無由交通
所以利益甚故攺補劑為澀劑餘粮甘草重而緩
以鎮定其藏府石脂澀而固以斂收其滑脫使元
氣不下走而三隻之陽火得以上蒸則亦不必叩
及理中而土氣當得令矣復利不止者止後復作

之證不無塞之太過水無去路則當利其小便石
脂餘粮未主之先利小便非其法也蓋穀道宜塞
水道宜通先塞後通下焦之次叙更不可紊也

太陽病桂枝證醫反下之利遂不止脉促者表未解
也喘而汗出者葛根黃連黃芩湯主之

救誤下者既有中焦下焦之異又豈無有表無表
之異乎桂枝爲表證促脉爲陽脉雖下利不止却
無前條心下痞鞕之證陰邪未勝則知表陽未陷
仍屬表未解也夫桂枝證誤下而桂枝證不罷者

下利而無痞
結陽欲陷而
未陷勢覺蹋
跡故見促脉
較喘而胸滿
者邪雖未陷
而已從胸分
瞀連胸中之
陽氣不無逆
矣故喘而汗
出

卷五

仍從桂枝倒治表表解而利自止此有表有裏只
宜解表之一法也若脉促加以喘而汗出熱壅於
膈心肺受傷胃氣不清哯知雖未成痞而客氣微
欲動膈矣則無取桂枝之和營衛倣瀉心湯倒用
芩連而加葛根鼓舞胃氣以清散其邪此有表有
裏只宜清裏之又一法也
太陽病下之微喘者表未解故也桂枝加厚朴杏子
湯主之喘家作桂枝湯加厚朴杏子佳
以太陽之病輒爾清裏不復顧表者以汗出而喘

百六
二

者

平素有此証

曰喘家是屬

裏證已具故也然喘之一證有裏有表不可不辯

下後汗出而喘者其喘必盛屬裏熱壅逆火炎故

也下後微喘者汗必不大出屬表邪閉遏氣逆故

也表未解仍宜從表治於桂枝解表內加厚朴杏

子以下逆氣不可誤用葛根連芩湯使表邪潛入

裏分寒從熱治變證更深也然桂枝加厚朴杏子

湯不必下後微喘者宜主即未下而喘者亦佳蓋

太陽為諸陽主氣表虛氣不下行則亦喘桂枝湯

解表朴杏降逆也

辯太陽

至

式好堂

氣虛而滿知胸部而下陽氣微矣故見促脈陰陽不相接續故也

凡陽氣不達之處陰氣從而填之與則為滿故雖胸前輕清之位亦復變為重濁矣

百六
四

太陽病下之後脈促胸滿者桂枝去芍藥湯主之若

微惡寒者去芍藥方中加附子湯主之。

喘證辨其表裏主治當無誤矣而促之一脈復有

虛實寒熱之異尤不可不辨夫促脈為陽盛之診

人盡知之於下後有陽盛而見促脈亦

有陽虛而見促脈者仍須辨之於外證也誤下脈

促雖與上條同然旣無下利不止之證又無汗出

而喘之證但見胸滿而又非結胸鞕痛者比明屬

下後陽虛所致蓋諸陽受氣於胸中下焦之陽旣

虛則上集之陽渙散而無根抵不復能布氣於胸
中客邪未犯濁氣先塡遂見胸滿故主方同义手
自冒心之治桂枝湯去其芍藥無非欲載還陽氣
使得廻旋不散仍從胸中布氣耳其去芍藥者酸
收之性不無斂之入陰入裏而於心胸浮陽之分
不得留駐也然脉促胸滿裏氣雖虛太陽之氣尚
盛不致下陷若微惡寒者則陽虛已爲陰所乘輒
防亡陽之漸凡下利不止喘而汗出脉促胸滿皆
亡陽中所互有之證但見微惡寒而主治大不同

傷寒論後條辨 崇太陽 武好堂

傷寒論後條辨

卷五

矣於去芍藥方中加附子不止固表還陰直欲溫

經助陽蓋從解表藥中根抵下隻變虛爲實之法

也可見同一促脈不但主表主裏之不同抑且主

寒主熱之迥異辨之可勿辨也○喻嘉言曰由此

之微惡寒合上條觀之則脈促胸滿喘而汗出之

内原伏有虛陽欲脫之機故仲景於此際以微惡

寒發其義可見陽虛則惡寒矣又可見汗不出之

惡寒即非陽虛傷寒證中多有下後魄汗汗不止

而釀亡陽之變者必於此等處參合庶幾可進於

道耳○

太陽病下之其脉促不結胸者此爲欲解也脉浮者

必結胸也脉緊者必咽痛脉弦者必兩脇拘急脉細

數者頭痛未止脉沉緊者必欲嘔脉沉滑者協熱利

脉浮滑者必下血

從前諸證皆所云不可下而下之爲逆者也故不

特其證變動不常而其脉亦變動不常則自此而

推之變證不可勝數脉氣亦復攷恒救誤之間雖

無成憲可循而心領意會總不出太陽病者近是

辯太陽

式好堂

脉促何以欲
解陰氣暴去
陽氣驟張邪
根陽氣之張
而外薄之也若
脉浮則陽知
胸脉緊者若
無力邪自陷
入而爲小結
急脉細數而
表故兩脇拘
頸痛未止者

卷五

如病在太陽總無可下之理不當下而下其變亂
豈一二證已哉若見脉促此爲陽邪上盛反不結
聚於胸則陽邪未陷可知陽邪未陷則陽能勝陰
而邪氣可勃勃從表出此誤下之偶中者也其餘
皆不可恃矣脉浮者邪氣瀰滿於上部故必結胸
結胸雖其下證而脉浮不能竟下只從太陽例下
去上隻之結邪爲合法脉緊者寒邪以誤下而內
入此結胸更在上部故必咽痛咽痛得之誤下亦
屬陽邪內陷與熱自內壅而作喉痺者不同其治

諸陽受傷而
爲之首者不
易傷也脈沉
緊而欲嘔者
緊反入裡而
客氣上逆者
拒及痰也沉
滑協熱利者
陽邪昭入侵
及大腸之濕
分也浮滑下
血者陽邪昭
入侵及小腸
之血分也

可知脈弦者寒邪收斂故必兩脇拘急此雖少陽
之證然得之太陽誤下未可竟作少陽證治也脈
細數者誤下而傷其氣分既頭痛未止不可因細
數而疑其非太陽也以止雖有緊弦細數之不同
然浮脈終在尚可從表脈認表證至有下後不但
證變近裏而先脈變近裏尤須審之脈沉緊者邪
似入裏而爲寒矣然下後之沉緊寒欲入而不肯
入故必欲嘔脈沉滑者邪似入裏而爲熱矣然下
後之沉滑熱在裏而仍挾表故協熱利其治法不

尚太陽

式好堂

得從裏而遺表槩可知矣至若脉浮滑者俱見陽

脉不應下血而見裏證然在下後則陽邪止在陽

分而擾動其血故必下血較之裏陰下血而見沉

脉者自異數項唯頭痛係太陽經本證協熱利尚

見太陽經表熱證其餘脉證俱已混淆故各著一

必字見勢所必然討其源總在太陽病下之而

來則雖有已成壞病者俱宜以法治之

不得據脉據證治也○經云不宜下而便

下之諸變不可勝數蓋表邪陷入於裏裏氣不和

則虛實相因、而寒熱不一矣。

太陽病二三日、不能臥、但欲起、心下必結、脉微弱者、

此本有寒、分也、反下之、若利止、必作結胸、未止者、四

日、復下之、此作協熱利也。

脉證之間、不特不宜誤在太陽既下之後、而正不

宜誤在太陽未下之先、緣人之身有病氣、有本氣、

治病輒當顧慮及本、如太陽病二三日、邪尚在表

之時、而其人不能臥、但欲起、表證不應有此、心下

必有邪聚結而不散、故氣壅盛而不能臥也、但心

傷寒論後條辨 卷五

下微弱脉之
寒分結必非
陽熱內入之
結胸可知

下痞満而属裏者脉必沉実○今脉則微弱○不但無

沉実之裏脉○并非浮緩之表脉○此其人平素本有

寒氣積於胸膈之分○一見外邪○本病隨作心下結○

而不能臥○但欲起者○職此故也○與陽邪陷入於裏

而結者○大相徑庭○醫不知從脉微弱及前二三日

○上認證○以辛温解散表裏之寒○反從心下結上認

證而以攻法下之○表邪乘虛入裏血○本分之寒相

搏利止者○邪不下行○必結而益上乃作寒実結胸

○利未止者○裏寒挾表熱而利下不止○故於四日復

陰陽二字從
虛實而分者
經曰陽道實
陰道虛實也
不與熱期而
熱自至虛不
與寒期而寒
自至故結胸

百六
八

以苦熱之劑下之所以然者欲作協熱利故也結

胸與協熱利皆有寒分之本邪在內故下其寒非

下其熱二證同一治也

病發於陽而反下之熱入因作結胸病發於陰而反

下之因作痞所以成結胸者以下之太早故也

下證必熱已成實故毋論裏有寒分不可下即裏

熱未實亦不可下病發於陽者從發熱惡寒而來

否則熱多寒少者下則表熱陷入為膻中之陽所

格兩陽相搏是為結胸結胸為實故鞕而痛病

傷寒論後條辨

辯太陽 五六

式好堂

未下之來路
曰脈浮而動
數痞證未下
之來路曰脈
浮而緊狀陰
陽二字亦可
從氣血分
胸屬氣分故結
胸屬血分故
湯名陷胸痞
名瀉心所以
屬寒皆有二
証祖邪之虛
實如何不可
執也

卷五

發於陰者從無熱惡寒而來否亦寒多熱少者下
則虛邪上逆亦為膻中之陽所拒陰陽互結是為
痞痞為虛邪故或鞕或不鞕而總不痛然痞氣雖
屬陰邪亦有表裏之分屬表者緊反入裏之謂屬
裏者無陽陰獨之謂故痞證陽陷則有之無熱入
也雖有乾嘔煩燥證總因邪陽之擾非實熱也以
其人津液本虛也結胸則熱因陽陷而入入則熱
結而實矣以其人津液素盛也痞證誤在下結胸
誤在下之早

太陽病脉浮而動數浮則為風數則為熱動則為痛
數則為虛頭痛發熱微盜汗出而反惡寒者表未解
也醫反下之動數變遲膈内拒痛胃中空虛客氣動
膈短氣躁煩心中懊憹陽氣内陷心中因鞕則為結
胸大陷胸湯主之若不結胸但頭汗出餘處無汗劑
頸而還小便不利者身必發黄也

下之太早乃成結胸請得歷言其故矣病在太陽

其脉自浮乃兼見動數之脉陽氣盛實在表可知

浮則為風在肌之邪未解也數則為熱動則為痛

此證後人有
用枳實理中
湯九獲厚效
者亦其陰虛
于下而爲寒
之故但欲破
之結而
上焦之結而
軟其臥無如
加黃苓枯蔞
牡蛎者爲佳

傷寒論後條辨　卷五

幾幾乎有邪熱內擊之象然熱未成實故數脈仍

從而浮虛上見非內實之數也雖爲熱爲痛似兼裏

證而頭痛發熱汗出反惡寒者表證全存也下之

而動數変遲者陰虛而寒也陰虛於下而爲寒則

陽留於上而成熱矣因虛而留因留而擊膈內拒

痛之所由來也其変遲者胃中空虛之故其拒痛

者客氣動膈之故正氣徒虛客邪方盛故短氣煩

躁心中懊憹備見心君不寧陰虛被擾之象凡此

皆客氣動膈之見證也推其由來只是陽氣被下

而內陷胃以下而虛於胸膈之下陽以下而陷於

胸膈之上單單膈中之氣與外入之邪兩相拒

津液無從布散心下因鞕乃爲結胸邪因下而遠

離乎表是爲開門入盜盜陷在胸胸遭荼毒自不

得不復開門放出門雖在腸胃之下口而開鑰全

在於膈上承氣無所用也從胸膈推陷廓清蕩除

之於至高之分則雖重門洞開已爲振旅之師而

腸胃特其借逕故盜雖出總不犯及中下二隻此

大陷胸之所由設也若結胸在欲成未成之時熱

傷寒論後條辨　辯太陽　　吳　　式好堂

傷寒論後條辨　卷五

畜於內。不能外越。勢必先見發黃。自有頭汗出諸

證。要其源。自是結胸一派。則已屬大陷胸湯證。而

非茵陳蒿湯證也。

渴。日晡所小有潮熱。從心上至少腹鞕滿而痛不可

近者。大陷胸湯主之。

百七十

太陽病。重發汗而復下之。不大便五六日。舌上燥而

夫大陷胸之治結胸。○以邪陷上焦無陽明胃府證。

○故不欲犯及中下二焦耳。○不知上焦有邪。自當連

○及中下。但使上焦之邪未徹。仍治上焦為主不容

重發汗謂用
及麻黃湯也。
津液暴亡。胃
中因燥究竟
太陽之肌邪
未解。復下之

而陽更陷于
上焦上下併
而結所以從
心上至小腹
鞕滿而痛不
可近大陷胸
從高以達下
併而結者可
以併而治矣

更易他藥也重發汗而復下內外兩亡其津液矣
以致邪熱內結不大便五六日胃府已實可知舌
上燥而渴胃汁已竭可知日晡所小有潮熱胃熱
盛而熏蒸可知此皆兼乎陽明內實之證然須辯
其鞕痛之部位如從心上連至少腹鞕滿而痛
不可近者此由正液已傷邪液反聚聚則留於心
上緣心上乃三陽所主故熱入只結住痰與飲而
成搏擊陽明被格氣不得上下行故燥結之氣亦
復翕然從之其實與腸胃結熱為實穢者不同故

嵩太陽

堯

式好堂

仍從太陽下倒大陷胸湯主之由胸脇以及腸胃

蕩滌無餘使痰飲蠲而陽明自治是其法也

一百七

結胸者項亦強如柔痓狀下之則和宜大陷胸丸

夫從胸上結鞕而勢連甚於下者大陷胸湯不容

移易矣若從胸上結鞕而勢連甚於上者緩急之

形既殊則湯丸之製稍異結胸而至項亦強如柔

痓狀知邪液布滿胸中升而上阻更不容一毫正

液和養其筋脈矣胸邪至此緊逼較甚下之則和

去邪液即所以和正液也攷大陷胸湯為大陷胸

胸之下連及
脇胸之上連
及項上下二
字言其勢頭
如此耳非胸
邪有高下之
分也

不因下而成
結胸者必其
人胸有燥邪
以失汗而表
邪合之遂成
裡實

九峻治而行以緩得建瓴之勢而復與邪相當是
其法也

二百七

傷寒六七日結胸熱實脉沉而緊心下痛按之石鞕
者大陷胸湯主之

但結胸一證雖曰陽邪陷入然陰陽二字從虛實
寒熱上區別非從中風傷寒上區別表熱盛實轉
入胃府則為陽明證表熱盛實不轉入胃府而陷
入膈則為結胸證故不必誤下始成傷寒六七日
有竟成結胸者以熱已成實而填塞在胸也脉沉

傷寒論後條辨

崇太陽　卒　式好堂

此處之緊脈
從痛得之不
作寒斷。

三

百七

傷寒論後條辨〔卷五〕

緊，心下扁按之石鞕，知邪熱聚於此一處矣。大陷
胸湯主之。此不必有邪液之聚，而亦從清陽之分
六，下其熱則結氣自開，是其法也。〔轉入胃腑而〕
傷寒十餘日，熱結在裏，復往來寒熱者，與大柴胡湯。
但結胸無大熱者，此為水結在胸脇也。但頭微汗出
者，大陷胸湯主之。
然大陷胸湯最為重劑，主此者萬不可誤。因出大
柴胡一證例之，緣結胸之證已離於表，未入平裏，
邪只在胸脇間，而胸脇之分，則太陽少陽所分主

大陷胸湯重在破結破則必下勢有厭耳

大柴胡與大陷胸皆能破結大柴胡之破使表分無留邪大陷胸之破使高分無留邪

也疑似之間辯證不可或差少陽熱結在裏亦見

胸脇痛鞕之證然復往來寒熱則半表之證自在

陽未盡陷自無所挾亦無所搏但可與大柴胡湯

若結胸之證熱盡入裏表無大熱矣無大熱更無

往來之寒可知其胸之結鞕而時及於脇者緣胸

分為清陽所主陽乃無形之氣氣蒸則為津為液

所謂上焦如霧者是也邪結於此則津液不復流

布霧氣凝而為水水得熱搏則成邪液清變為濁

填實於胸脇之間是為結胸但頭微汗出則知水

傷寒論後條辨

嶧太陽

卷一

式好堂

傷寒論後條辨　卷五

氣上蒸使然此則大陷胸湯從高逐下爲合法與

大柴胡湯兩解表裏之法迥殊逐水與撤熱不得

索施也

結胸證其脉浮大者不可下下之則死

證屬結胸下以大陷胸湯誠無誤矣然而誤不在

證者尤恐誤在脉也蓋結胸緣邪結胸中屬上焦

之分得寸脉浮關脉沉者知熱巳成實故陷其胸

乃所以奪其實也若脉浮大則心下雖結在表之

邪未盡而大且爲虛下之則胃氣巳虛今膈氣復

百七
四

夫藥所以能
逐邪者必賷
氣施布藥力
始能溫吐汗
下以逐其邪
邪氣騰胃氣
絕者安可爲
遁

七百五

經曰甚已入
裡更不攻之
亦至結實名
曰三死一生
謂失下也須
玩一悉字

乘虛而下於胃上中兩圓清陽之氣無法得歸其
部矣其死也誤不在證而在脈可不兢兢

結胸證悉具煩躁者亦死

至若結胸證悉具無復浮大之脈此時急宜下之
以存津液再復遷延津液亡盡必至煩躁正虛邪
勝故也此時下之則死不下亦死唯從前失下至
於如此然則結胸證妄下不可失下亦不可總之
正液宜安邪液宜去去邪液正所以安正液也胸
中之患在君側邪正實虛關係較重耳

太陽

武好堂

卷五

百六

七

小結胸病正在心下。按之則痛脈浮滑者小陷胸湯

主之。

若夫邪之所陷有淺深則熱之所結有大小而滌

熱以散其結與導熱以攻其結治則異矣如小結

胸雖亦陽氣內陷而邪只結在胸分經脈之間未

經塞滿於胸故病正在心下按之則痛較之高在

心上從心上至少腹鞕滿而痛不可近者勢則殺

矣邪液雖停而氣自外達故脈浮滑較之沉緊者

裏未實矣改大陷胸湯為小陷胸湯黃連滌熱半

[陷胸條曰]心下痛按之石鞕又曰心下滿而鞕痛此曰病正在心下則知結胸不拘在心下只在心上只痛不痛分別故病證亦有故病證亦有心下鞕者但

夏導飲括蔞實潤燥合之以開結氣亦名曰陷胸

者攻雖不峻而一皆直泄其裏胸之實邪亦從此

奪矣外此又有支結一證更當從少陽中㮣求之

則知結胸不但有大小之殊而且有偏正之異除

大結胸外俱不可不顧惜此清陽之氣也

問曰病有結胸有藏結其狀何如答曰按之痛寸脉

浮關脉沉名曰結胸也何謂藏結答曰如結胸狀飲

食如故時時下利寸脉浮關脉小細沉緊名曰藏結

舌上白胎滑者難治

從前結胸之證雖有大小不同然皆陽邪內結使
然也既有陽邪內結之病卽有陰邪內結之病不
可不并因結胸而設為問答以詳及之病有結胸
有藏結結雖同而其證狀與其脈狀當不同按之
痛者陽邪實其飲食不能如故大便不自下利
可知矣寸脈浮關脈沉者浮為寒傷表脈沉為陽
邪陷入之裏脈其沉而有力非小細而緊之沉脈
可知矣緣胸屬陽而位高陽邪結於陽名曰結胸
也藏結何以如結胸狀益胸原不結止是陰邪逆

藏結異於冷
積膀胱關元
者彼得之作
之素者必因
表寒再襲所
以履霜之下
遂成堅氷矣

於心下而如其狀飲食如故者胸無邪嘔也時時
下利者陰邪結於陰而寒甚也則胸雖按之不痛
可知矣至於脈之寸浮關沉兩俱無異乃藏結之
關脈更加小細緊者亦由陰邪結於陰藏而寒甚
也凡人衛氣出於下集升陽而行其濁陰者中集
也宗氣出於上集降陰而行其清陽者中集也今
則濁陰結而不化是爲死陰藏結所由名也否上
關脈小細沉緊則沉寒內格有陰無陽陽不下人
白胎滑者寒水之氣浸浸乎透入心陽矣故爲難

傷寒論後條辨　　蕲太陽　　圄　式好堂

治溫中散邪治其急益火之原圖其緩或亦艮工
之爲其所難乎。

一百七八

病脅下素有痞連在臍旁痛引少腹入陰筋者此名
藏結死。

又一百七八

藏結無陽證不往來寒熱其人反靜舌上胎滑者不
可攻也。

藏結之與結胸知有陰陽之分矣顧何緣得藏結
病以其人脅下素有痞積陰邪之伏裏者根柢深
且固也今因新何傷寒未察其陰經之痞誤行攻

工青堂曰左
有者陰陽之
道路脅之部
也宿痞在脅

則陰陽之道
路不通邪不
得傳經而直
入于藏是以
死也。

藏結有痰連
醫旁痛引少
腹入陰經之
證緒胸亦有
從胸上至少
腹鞕滿而痛
不可近之證
只是陰陽不
同故曰如結
胸狀。

下致邪氣入裏與宿積相互使藏之真氣結而不

通因連在臍旁痛引少腹入陰筋故名藏結益痞

為陰邪而臍旁陰分也在藏為陰以陰邪結於陰

經之藏陰氣難開於法為死所以防藏結者須防

之於太陽得病之始若其人雖有表邪總無表熱

證遲之入裏不但無半表半裏之往來寒熱證其

人反靜則知病雖在太陽却渾是一團陰寒用事

其舌上胎滑者則寸脈所見之浮陽為陰邪格於

上部結滯而成胸中有寒誠然矣丹田有熱未必

傷寒論後條辨　　辨太陽病　　卄五　　式好堂

新安孤本醫籍叢刊·第一輯

傷寒論後條辨　卷五

也故縱有可攻之證總屬寒結不可攻也攻之引

寒入藏於是而關脉小細沉緊矣飲食如故時時

下利矣如結胸狀而連在臍旁痛引少腹入陰筋

矣至此而結勢已成治之難治矣病脇下素有痞

輒令人成藏結如此而臍上下素有痞者又不可

類推乎

太陽病醫發汗遂發熱惡寒因復下之心下痞表裏

俱虛陰陽氣並竭無陽則陰獨復加燒針因胸煩面

色青黃膚瞤者難治今色微黃手足溫者易愈

因是得徧論乎痞有之痞有誤下之痞素有
之痞陰邪積內而成如前條是矣誤下之痞陽邪
陷入固成陰邪上逆亦成請得歷指之焉病在太
陽未有不發熱惡寒者今因發汗始見則未汗之
先已屬陽虛較之藏結無陽證不往來寒熱者依
稀相似因復下之雖不比脇下素有痞者之成藏
結然而陰邪上逆微陽莫布遂致心下痞雖成
於誤下而根已始於誤汗是為表裏俱虛兄裏虛
成痞陰雖竭而陽自留今陰陽氣並竭則并陷入

傷寒論後條辨

卷五

之陽、邪亦不成其為陽而兼併於陰矣、無陽則陰

獨恐發熱者不發熱而單惡寒、矣、此際所賴者僅

廬中之陽所云宗氣者、未經擾動、猶能代胃氣秉

其令乃復因燒針而胸煩則宗氣被傷胃陽益無

所主故面色青黃膚膶動蓋諸陽受氣於胸中是

為氣母陽已傷及母欲從子治之難矣若從前面

色不黃今微黃從前手足不溫今溫此則宗氣雖

因燒針被傷胃陽亦或因燒針得復雖云易愈亦

僥倖極矣在君子之於汗下溫針各有其法當不

一、正升容邪雷

一、舊血五蔵六

府俱戌兒氣

白容之矣、

行險若此

傷寒中風醫反下之其人下利日數十行穀不化腹
中雷鳴心下痞鞕而滿乾嘔心煩不得安醫見心下
痞謂病不盡復下之其痞益甚此非結熱但以胃中
虛客氣上逆故使鞕也甘草瀉心湯主之

痞之不可妄治如此則不可不隨證以定救逆之
法矣表有邪毋論其為傷寒為中風總無下理醫
反下之其人下利日數十行穀不化腹中雷鳴心煩
虛胃弱下焦受寒可知心下痞鞕而滿乾嘔心煩

傷寒論後條辨　　辯太陽　　卷七　　式好堂

熱結則爲結
病氣結則爲
痃癖之頑處
照同結胸但
不痛耳故非

不得安陽乘虛陷上隻邪結可知見病不盡而復

下之一誤再誤祇緣錯認乾嘔心煩等證爲結熱

耳其痃益甚則乾嘔心煩等證亦益甚恐結熱之

疑到底難破故特揭出胃中空虛客氣上逆之故

以明其非客氣上逆之由而胃中空虛之又

客氣上逆之由胃中空虛照下利日十數行穀不

化腹中雷鳴說此雷鳴屬氣虛非水也客氣上逆

照心下痃鞕乾嘔心煩不得安說胃主中隻中

不治故陰邪得逆於下而陽邪遂迗阯於上陽上陰

出胃中虛來見鞕則鞕矣御非實邪

一百八

下是爲不交之否主之以甘草瀉心湯乾薑大棗

半夏甘草溫調胃土制住下隹之陰邪不得上逆

黃芩黃連清肅客熱徹去上隹之陽使無阻留

兩勿羈縻陽得入陰否乃成泰矣心者陰也火也

熱而推移乃在中集故後以甘草名湯耳

陰則來濕火則聚熱名曰瀉心雖是瀉心部之濕

氣痞耳心下痞按之濡其脈關上浮者大黃黃連瀉

脈浮而緊而復下之緊反入裏則作痞按之自濡但

心湯主之心下痞而復惡寒汗出者附子瀉心湯生

傷寒論後條辨

辨太陽

交

式好堂

大振陽氣聲而不能升不能降即爲痞其不因誤下而陽氣爲痰氣所閉者此則宜升宜降宜開稍入寒涼陰而又閉後難瘳矣

卷五

之。

誤下成痞既誤在證尤誤在脈則救之之法仍當

兼惡夫脈與證而定治矣緊反入裏則浮緊變爲

沉緊表邪陷入而不散徒怫鬱於心上則作痞此

七字作一句讀按之自濡指脈言非指痞言以緊

反入裏與結胸之沉緊無異故以按之自濡別氣

痞之與結胸言痞雖結鞕祇屬無形之氣所結耳

非如結胸之有實邪也但從沉緊之脈而按之則

虛實自定也心下痞三字作一句讀斷按之濡連

着下句讀關上浮指寸口言痞氣之脉約畧雖同

但用藥之法尤須細察其證如其人不惡寒者則

關上之浮祇是邪陽瀰漫於心之上表陽雖陷而

未虛主之以大黃黃連瀉心湯以邪氣既不能外

出欲下則陰邪阻留用從陽引至陰之法使上集

之熱降入下集而下集陰邪隨陽而併瀉矣雖曰

瀉心而逐寒之功即寓於瀉熱之內故以大黃黃

連名湯耳若心下痞復惡寒汗出者則關上之浮

雖同是表邪瀰漫於心之上而表陽因陷而已虛

傷寒論後條辨　辯太陽　兖　武好堂

汗出惡寒由
表陽虛其爲
陰入之邪所
削故加附子
亦是爲固表
計耳

傷寒高德偏芳　卷五

陽氣無依將爲陰倂此際不可用苦寒而心下邪

熱結住又不得不用苦寒主之以附子瀉心湯仍

用從陽引至陰之法另煎附子汁和服托住其陽

使陰邪不敢戀苦寒而更生留滯雖曰瀉心而瀉

熱之中即具回陽之力故以附子名湯耳二證俱

用大黄以條中無自利證則知從前下後腸中反

成滯澀閉住陰邪勢不得不破其結使陰邪有出

路也〇又一條曰傷寒大下後復發汗心下痞惡

寒者表未解也不可攻痞當先解表表解乃可攻

痞解表宜桂枝湯攻痞宜大黄黄連瀉心湯與此
條宜叅看彼一條曰表解乃可攻痞表解則不惡
寒○可知因此條之用大黄黄連瀉心湯互有彼
條之不惡寒也○此一條曰其脉關上浮者關上寸
脉也關以下沉可知○因彼條之用六黄黄連瀉
心湯互有此條之關上浮也又此條與彼條同有
惡寒證彼條何以主桂枝解表此條何以主附子
回陽緣彼條發汗汗未出而原來之惡寒不罷故
屬之表此條汗已出惡寒已罷而復惡寒汗出故

嵩太陽

七

式好堂

卷五

非痞務辯別明白而後瀉心之法不至誤施耳如

可見瀉心雖同而取法各異況乎證有似痞而實

柴胡湯不中與之宜半夏瀉心湯

此爲結胸也大陷胸湯主之但滿而不痛者此爲痞

必蒸蒸而振却發熱汗出而解若心下滿而鞕痛者

之柴胡證仍在者復與柴胡湯此雖巳下之不爲逆

傷寒五六日嘔而發熱者柴胡湯證具而以他藥下

勘方得立法處方之意耳

屬之虛凡看論中文字須於異同處細細叅攷互

傷寒五六日不必其爲半表裏之時而嘔而發熱
則仍是半表裏之證具柴胡宜從柴胡湯和解
矣而以他藥下之治之誤也然不必以誤下而輒
疑表邪陷入若柴胡證仍在者復與柴胡湯證未
爲下逆故治不因下更正氣復而勝邪自得戰汗
而解則雖誤下而有裏仍復有表此未便作痞之
一證瀉心湯不中與也若下後傳裏柴胡證已罷
者其人心下乃滿然心下滿者又須有陰陽之分
緣前此半表半裏陰陽俱有邪故也若心下滿而

傷寒論後條辨　辨太陽　七十　式好堂

鞕痛者爲陽邪傳裏而結於胸中以胸中爲受邪
之分與大陷胸湯下其結邪雖陷入却處高分而
爲實此不僅作痞之一證瀉心湯不中與也唯但
滿而不痛者爲陰邪傳裏否留心下客氣逆
於心上表邪被留陰陽不交此之謂痞毋論大陷
胸湯不中與卽有嘔而發熱之證屬下後成痞中
之兼證非柴胡湯未下原有之本證卽柴胡湯不
中與之宜半夏瀉心湯瀉心雖同而證中其嘔則
功專滌飲故以半夏名湯耳且曰瀉心者言滿在心

同是誤下而
邪留高分頗
一證中其有
三岐諸瀉心
之不同則又
歧中之岐也

痞者氣不通
泰也若不因
下早而爲痞
者或痰或食
或氣爲之結
也俱非瀉心

下○清陽之位氣即挾飲未成實穊故清熱條飲但
撤去其部使心氣得遍於下集則下集之陰邪自
無阻留于乎陽部矣陰陽交互樞機全在於胃故
復補胃家之虛以爲之幹旋其與實熱入胃而瀉
其畜滿者大相逕庭○痞雖虛邪然表氣入裏怫
鬱於心陽之分寒亦成熱矣已成熱則不能外
出而熱非實穊又不能下行唯用苦寒從其部而
瀉之仍慮下集之陰邪上逆兼辛熱以溫之陰陽
兩解不必攻痞而痞自散所以一方之中寒熱互

傷寒論後條辨 辨太陽 主二 武好堂

湯治更有陰經得寒而成痞進者服瀉心湯必成大害。

三

百八

五苓散有澤有升最能交通上下。此證渴者切忌飲冷須服薑湯妙。

傷寒論後條辨　卷五

用若陰痞不關陽鬱即鬱亦未成熱祇是上下陰

陽部分拒格而成瀉心之法槃不可用也

本以下之故心下痞與瀉心湯痞不解其人渴而口

燥煩小便不利者。五苓散主之。

瀉心諸方開結蕩熱益虛可謂具備然其治法實

在上中二隻亦有痞在上隻而治在下隻者斯又

不同其法也若痞之來路雖同而口渴燥煩小便

不利曰今之證如此則知下後胃虛以致水飲內

畜津液不行痞無去路非結熱也五苓散主之使

濁陰出下竅而清陽之在上焦者自無阻留矣況

五苓散宣通氣化兼行表裏之邪心邪不必從心

瀉而從小腸瀉又其法也

傷寒發熱汗出不解心中痞鞕嘔吐而下利者大柴

胡湯主之

五苓散之治痞泄濁陰從前竅出也然果表已入

裏又不妨從後竅導之心中痞鞕嘔吐而下利較

之心腹濡軟嘔吐而下利爲裏虛者不同發熱汗

出不解較之嘔吐下利表解者乃可攻之竟用十

傷寒論後條辨　辯太陽　主三　式好堂

傷寒論後條辨

卷五

北證不用瀉心用大柴胡者區別在斃熱等上。

裏湯者又不同況其痞不因下後而成并非陽邪

昭入之痞而裏氣內拒之痞痞氣填入心中以致

上下不交故嘔吐而下利也大柴胡湯雖屬攻劑

然實管領表裏上中之邪總從下隻為出路則攻

中自寓和解之義主之是為合法○

百八
五八
傷寒發汗若吐若下解後心下痞鞕噫氣不除者旋

覆代赭石湯主之。又其主血

從前治痞諸法俱在未解之前故功專去邪若既

解後而見痞證自不得不以養正為主發汗吐下

旋與生薑瀉
心湯條之痞
俱有噫氣證
上治不同者
彼有下利證
水侮土而濕
截中焦此無
下利證陰逆
陽而虛留上
部有形無形
之別也

解後邪雖已去胃氣之虧損亦多胃氣弱而正氣
虛則濁邪留滯伏飲不無為逆故不特心下痞鞕
而且噫氣不除旋覆代赭石湯主之參其養正補
虛薑棗和脾益胃代赭石鎮逆使濁陰歸於下集
旋覆半夏蠲飲使清陽蕭於上部虛回而痞自散
此又塞因塞用之法也

傷寒八九日下之胸滿煩驚小便不利讝語一身盡
重不可轉側者柴胡加龍骨牡蠣湯主之
實則去邪虛則養正凡病皆然而在胸次之分邪

罨熱乘虛內
擾以其欝之
久故也須從
樞機爲解散
茲以柴胡君
主之而名湯

卷五

近宮城尤爲緊切故不特結胸與痞治之有法而

宜胸滿心煩尤須審虛實以隨證施治傷寒八九日

下之經期雖深熱却未實邪氣乘虛陷裏胸雖滿

而總無痞結心氣素虛可知客邪逼及主欲出亡

矣煩驚者神不能安也小便不利者液不能佈也

讝語者邪亂其神明也一身盡重不可轉側者邪

阻其營隧也正虛邪實最難着手意在和解而法

兼攻補柴胡加龍骨牡蠣湯主之主位虛而已亂

自宜補兼安鎮桂枝參苓薑棗鉛丹龍蠣羣而輔

狎逼及胸則
心無所倚神
無所端而氣
亂矣氣亂則
阻變生倉卒
最難着手

七

百八

之盜已開門延入豈容閉而不放大黃單騎降之

外狎必成内訌芩夏稍稍清之安内兼能解外柴

胡重重任之立方之制如此其於養正去邪四字

益不知幾為經營幾為布置者也○又一條下之

後脉促胸滿者桂枝去芍藥湯主之若微惡寒者

去芍藥方中加附子湯主之一見胸滿輙防亡陽

蓋鑒及此證而圖幾於未萌者也

傷寒下後心煩腹滿臥起不安者梔子厚朴湯主之

至於心煩一證亦因誤下而成然心之高分雖同

方寒論後條辨

辨太陽

辛五

武好堂

左胸次容邪
傳谷上下不
變此與結胸
心痞等雖不
下和解各不
同法其為徹
拒以该陽于
陰則一.

百八
九

較之結胸痞滿總無形象瀉補外自當另立法矣.

一心煩者邪入而壅於高分也熱壅於高分則心以

下之氣不得宣通遂有腹滿臥起不安之證治法

雖宜顧慮中焦然因胸邪壅塞以致胃中生濁但

於湯劑中稍為降氣平土煩去而滿自消此梔子

厚朴湯之所由設也

傷寒醫以丸藥大下之身熱不去微煩者梔子乾薑

湯主之.

至於丸藥之下○胃已受傷身熱不去○微煩者陽不

十百九

安内也陽不安内者由高分容邪氣不下達但於
湧劑内稍爲溫中助陽煩去而熱自回此梔子乾
薑湯之所由立也

傷寒五六日大下之後身熱不去心中結痛者未欲
解也梔子豉湯主之

痛而云云結殊類結胸矣結胸身無大熱知熱巳盡
歸於裏爲實邪此則身熱不去則所結者客熱煩
蒸所致而勢之散漫者尚連及表故云未欲解也
香豉主寒熱惡寒煩躁滿悶只以梔子合之便可

一百九

凡用梔子湯病人舊微溏者不可與服之。

凡治上焦之病者輒當顧慮中下梔子為苦寒之

品病人今受燥邪不必其溏否但舊微溏者便知

中稟素寒三焦不足梔子之湯雖去得上焦之邪

而寒氣攻動藏府坐生他變固輒難支凡用梔子

湯者俱不可不守此禁非獨虛傾一證也〇或問

本草不言梔子為吐劑今用之攻吐何也答曰梔

不及中之法也

解散無滿可泄無中可溫此又主表不及裏治上

子本非吐藥為邪氣在上拒而不納投之自吐邪

氣因得以出高者因而越之此之謂也又問梔豉

湯爪蒂散吐劑異同答曰未經汗吐下而胸中痞

鞕者為實邪爪蒂散主之此重劑也巳經汗吐下

而胸中懊憹者為虛邪梔子豉湯主之此輕劑也

吐劑同而輕重異此虛實之分也

人皆曰汗多亡陽不知下多亦亡陽也以亡陰中

之陽故曰亡陰耳表證未罷而誤下是為誅伐無

過下隻之陽未有不傷者其間唯其氣上衝一證

辨太陽

武好堂

二百九

卷五

陰中之陽不為下藥所伏因而成邪其餘則陽虛
而陰勝遂有下利不止汗出惡寒之證陰勝必自
下而逆上以致表中陷入之邪壅擾亂於上焦
不為結胸心下痞即為虛煩心下懊憹矣其有微
喘胸滿咽痛兩脇拘急頭痛欲嘔等證皆陽邪壅
留於高分所作治法雖有在上在中在下之不同
要不過破上集之陽使得行於下集則表邪不過
而陰中之陽自復此救誤下之大旨也
下之後復發汗必振寒脉微細所以然者以內外俱

虛故也○

救誤下之逆只因虛及下集之陽然而下集之陽

驟虛氣必上逆則上集之陽反因下而成實以火

氣不下行故也治多瀉上補下心君得苦寒而安

則反能從陽引之入陰故芩連梔子輩瀉亦成補

若汗下相因有虛無實溫補猶恐不及前法一無

所用矣下後復發汗則衛外之陽必虛故振寒而

守內之陽亦窮故脉微細能明其所以然則雖有

一應熱證相兼而來只補虛爲主良工於汗下之

傷寒論後條辨　嶺太陽　七六　式好堂

傷寒論後條辨　卷五

際稍失治於其初輒不可不慎持於其後脉證之

間各有本標萬不可因標誤本也

下之後復發汗晝日煩躁不得眠夜而安靜不嘔不

渴無表證脉沉微身無大熱者乾薑附子湯主之

下之後復發汗其變證可一例舉之晝日煩躁不

得眠虛陽擾亂外見假熱也夜而安靜不嘔不渴

無表證脉沉微身無大熱陰氣獨治內係眞寒也

尤陰虛之極陽必厥陽虛之極陰必躁治於此議

逆從矣乾薑附子湯直從陰中回陽不當於晝日

四
百
九

之煩躁狐疑也

傷寒若吐若下後心下逆滿氣上衝胸起則頭眩脉

沉緊發汗則動經身為振振搖者茯苓桂枝朮甘草

湯主之

至若吐下發汗之誤各不同亦有證候相因治可

同法者或因吐以虛其上焦或因下以虛其下焦

皆能引動腎氣從下衝上是以奔氣足逼上入胸

膈則心下逆滿氣上衝胸起則頭眩心陽虛而水

寒勝則脉沉緊此吐下之為動藏者至於誤汗不

二證似有裏
虛裡虛之別
而苓桂朮甘
以安中寫
主中之一字。
固環應而無
方者也。

頁九五

必動藏然亦成動經之逆陽氣過亡於外則經脉

失其主持一身無主身寫之振振搖矣此其謀雖

不一證亦微異然而皆主以茯苓桂枝朮草湯

者益補土伐水者在此壯衛和營者亦在此不必

如後人折逆必曰降氣和經必曰滋陰也此頗同

真武湯之製彼多汗出身熱陽已亡於外此只逆

衝振搖陽不安於中故去芍附而易桂枝也

傷寒吐下後發汗虛煩脉甚微八九日心下痞鞕脇

下痛氣上衝咽喉眩冒經脉動惕者久而成痿。

況緊藏是陰
虛此微大至
亡陽周身經
絡無氣以煦
無血以濡逆
者逆隔者弱
一片客氣爲
知上氣之解
之名象形容
絍久矣
腎袈脾歇陽
氣不能四達
而百骸間總
無津液灌漑
心肺之氣不
下輸遂成痿
雖云上實下
虛實是正虛

救逆之法。知犯何逆。卽宜臨證急救。若復還延緩

令不死而成痼。卒難圖也。卽以前證例之吐下

後或發汗前證已見。無如茯苓桂枝术廿草湯爲

合法矣。此而不用當時證所增者唯虛煩脉所變

者唯甚微迫至八九日心下逆滿者留而不散則

心下痞鞕脅下痛永爲癖塊矣氣上衝胸者結而

上升衝咽喉則眩冒恒見厥什矣身爲振振搖者

因經惕動其脉久而成痿骨軟不能起於床矣能

用茯苓桂枝术廿草湯於八九日前何至成此哉

傷寒論後條辨　辯太陽　今　式好堂

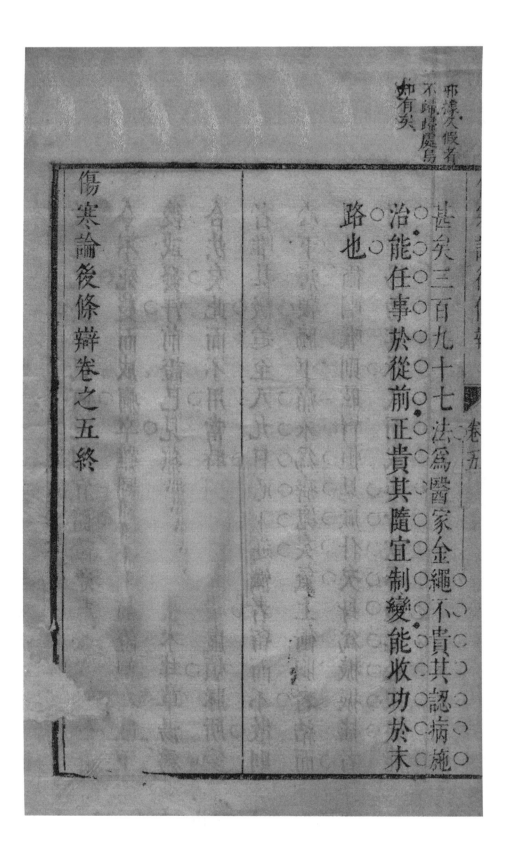

邪壞其假者
不歸壞廬島
如有矣、

盡矣三百九十七法爲醫家金繩不貴其認病庶

路也○

○治能任事於從前正貴其隨宜制變能收功於末

傷寒論後條辯卷之五終

近现代中医药期刊·第一辑